건강하고
즐거운

스텝박스
레시피

건강하고 즐거운 스텝박스 레시피

초판 1쇄 인쇄일 2021년 7월 08일
초판 1쇄 발행일 2021년 7월 15일

지은이 주종민
펴낸이 양옥매
디자인 임흥순 김영주
교　정 조준경

펴낸곳 도서출판 책과나무
출판등록 제2012-000376
주소 서울특별시 마포구 방울내로 79 이노빌딩 302호
대표전화 02.372.1537　**팩스** 02.372.1538
이메일 booknamu2007@naver.com
홈페이지 www.booknamu.com
ISBN 979-11-6752-010-4(13510)

건강하고 즐거운

스텝박스 레시피

주종민 지음

책과나무

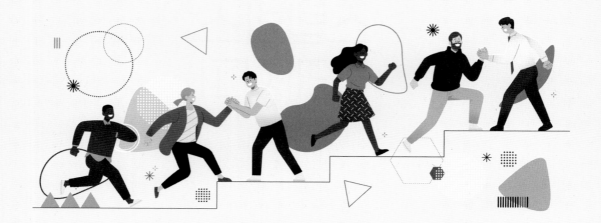

- 일러두기
글, 사진과 함께 QR코드에 링크된 동영상을 참고하면 스텝박스 동작을 더욱 쉽게 알 수 있습니다.

머리말

 스텝박스는 원래 재활의사들이 환자들에게 계단을 오르내리는 운동을 시켜 보았는데, 그 효과가 상당했던 것에서 착안하여 시작되었습니다. 이후 사람들이 계단을 오르내리는 운동에 속도 변화와 에어로빅의 요소를 가미하여 스텝박스 운동 방법이 세상에 나오게 되었습니다.

 스텝박스 운동 방법은 발바닥 전체를 주로 이용하여 올라갔다 내려갔다 하는 것으로, 대퇴사두와 대퇴이두, 비복근 등 하체의 유연성 강화에 효과가 큰 운동 방법입니다. 또한 운동 동작, 높이, 속도를 변화시킴으로써 운동 강도를 조절할 수 있습니다. 특히, 심폐지구력, 근력을 향상시키며 다이어트에도 매우 효과적입니다.

 이처럼 스텝박스는 원래 재활 운동에서 나왔고, 초보자들도 본인의 신체 능력에 맞게 운동 강도를 조절할 수 있으므로 십자인대 부상 등 무릎 환자들의 소실된 다리 근육 향상에 도움을 주고 무릎의 기능적 회복을 도와주는 좋은 운동 수단이라고 할 수 있습니다.

 이에 따라 미국, 유럽, 호주 등에서는 스텝박스 에어로빅이 큰 인기를 끌고 있습니다. 우리나라에서는 80년대에 처음 소개되어 GX프로그램이나 피트니스 센터에서 트레이닝 방법으로 많이 활용되고 있습니다. 하지만 일반인들에게 스텝박스 운동은 여전히 낯설기만 합니다.

 이에 필자가 스텝박스를 연구하여 교사들에게 연수하고 학생들에게 지도한 경험과 직접 개발한 운동 프로그램들을 이 책에 저술하여 스텝박스 운동의 대중화에 조금이나마 공헌하고자 합니다. 이 책이 스텝박스를 이용하여 운동하고자 하는 분이나 지도자분들께 든든한 지침서가 되었으면 합니다.

2021년 7월

주종민

CONTENT

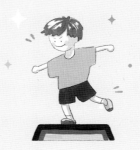

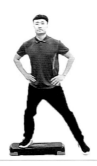

'스텝박스 운동은 계단을 오르내리는 간단한 동작만
할 수 있으면 누구나 쉽게 할 수 있습니다'

- 주종민 -

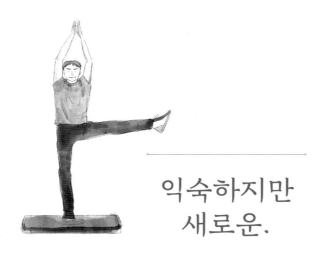

익숙하지만
새로운.

제1장

스텝박스 워밍업

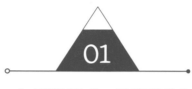

스텝박스 워밍업

운동 중 상해를 예방하고 운동의 효과를 높이기 위하여 운동 전 준비운동은 필수이다. 스텝박스 운동을 하기 전, 많이 사용하는 부위를 중심으로 스트레칭 동작을 개발해 보았다.

1. 스텝박스 스트레칭

스트레칭에는 크게 두 가지가 있는데, 정지된 자세로 하는 정적인 스트레칭과 움직임을 가미하여 하는 동적인 스트레칭이 있다.

겨울철과 같이 일상적인 움직임이 적고 추위에 몸이 풀리지 않은 상태에서는 허리, 무릎, 발목을 중심으로 간단한 스트레칭을 해 준 후, 먼저 동적인 스트레칭을 통해 몸이 움직이기에 적합한 상태를 만들어 준다. 그런 다음 정적인 스트레칭 동작을 해야 인대나 건의 부상을 예방할 수 있다.

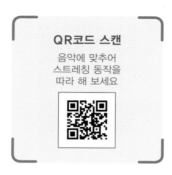

QR코드 스캔
음악에 맞추어
스트레칭 동작을
따라 해 보세요

가. 정적인 스트레칭 동작

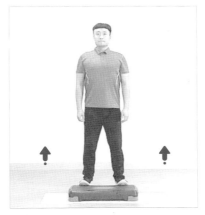

1 종아리 근육을 늘려 주기 위하여 스텝박스 위에 양발의 앞꿈치를 올리고 뒤꿈치는 바닥에 닿게 한다.

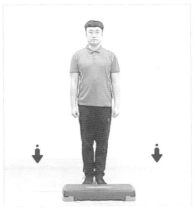

2 바닥으로 내려와 스트레칭할 준비를 한다.

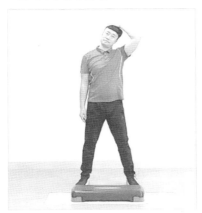

3 목을 왼쪽으로 지그시 눌러 준다.

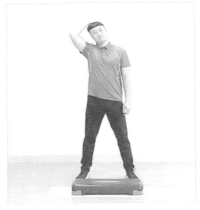

4 목을 오른쪽으로 지그시 눌러 준다.

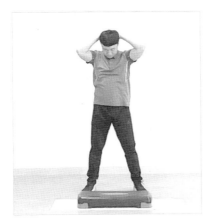

5 깍지를 끼고 목을 아래로 지그시 눌러 준다.

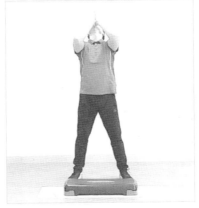

6 양손 깍지를 끼고 엄지손가락을 이용하여 목을 위로 밀어 올려 준다.

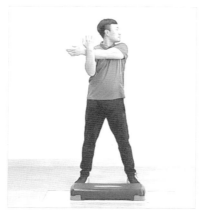 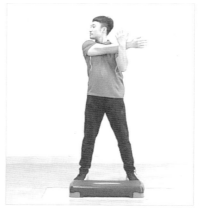

7 왼팔을 가슴 쪽으로 지그시 당겨 준다. 이 때, 시선은 당겨 주는 팔의 반대쪽을 바라 본다.

8 오른팔을 가슴 쪽으로 지그시 당겨 준다. 이때, 시선은 당겨 주는 팔의 반대쪽을 바라본다.

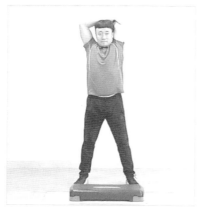 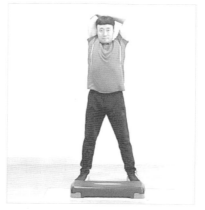

9 왼팔을 위로 들어 구부린 후, 지그시 눌러 준다.

10 오른팔을 위로 들어 구부린 후, 지그시 눌러 준다.

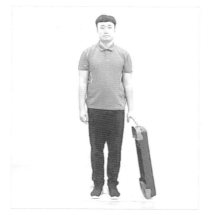 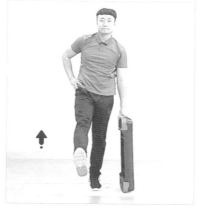

11 스텝박스를 왼쪽에 놓고 옆으로 세워서 균형을 잡는 데 도움을 받으며 다음 동 작을 준비한다.

12 오른쪽 발목을 몸 쪽으로 당겨 발을 들어 올려 준다.

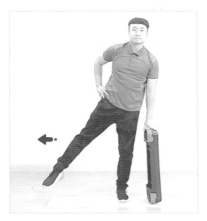

13 오른쪽 다리를 천천히 옆으로 들어 준다.

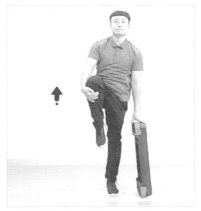

14 오른쪽 무릎을 들어 가슴 쪽으로 끌어당긴다.

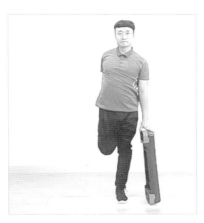

15 오른쪽 무릎을 뒤로 접어 발목을 지그시 당겨 준다.

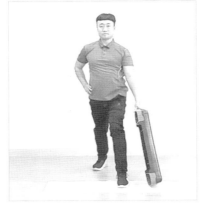

16 왼쪽 다리를 앞에, 오른쪽 다리를 뒤로 가게 하여 왼쪽 무릎을 구부려 주고 오른쪽 다리는 쭉 펴 준다.

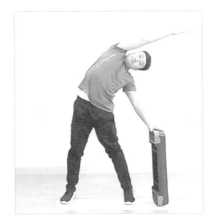

17 오른쪽 옆구리를 천천히 늘려 준다.
  • 11~17동작을 왼쪽으로 방향만 바꾸어 동일하게 실시한다

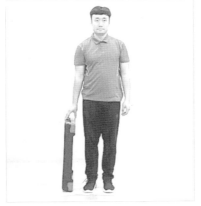

18 스텝박스를 오른쪽에 놓고 옆으로 세워서 균형을 잡는 데 도움을 받으며 반대쪽도 동일한 동작을 실시한다.

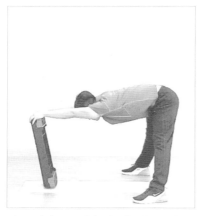

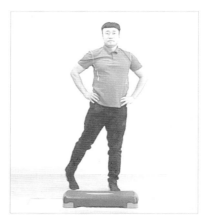

19 스텝박스를 세워 양손을 대고 팔을 쭉 편 채로 무릎이 구부러지지 않게 양쪽 어깨를 눌러 준다.

20 스텝박스를 내려놓고 오른쪽 발목을 돌려 준다.

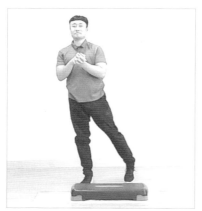

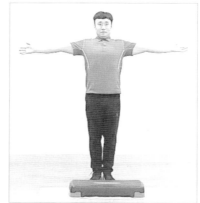

21 손목과 왼쪽 발목을 돌려 준다.

22 숨고르기를 한다.

나. 정적인 스트레칭 안무

••••••••••• **One thing** •••••••••••

안무: 주종민

파트	박자	스텝박스 동작
전주	8	리듬타기
노래 1절	16	탭 3번, 4번째에 내려놓기 2회(두 박자로)
	16	탭 3번, 4번째에 내려놓기 2회(두 박자로)
	16	탭 3번, 4번째에 내려놓기 2회(한 박자로)
	16	탭 3번, 4번째에 내려놓기 2회(한 박자로)
	16	탭 2번, 바닥에 2번 1회(두 박자로)
	16	탭 2번, 바닥에 2번 1회(두 박자로)
	16	탭 2번, 바닥에 2번 1회(한 박자로)
	16	탭 2번, 바닥에 2번 1회(한 박자로)
간주	16	스텝박스를 건너가서 제자리걸음
노래 2절	16	탭 3번, 4번째에 내려놓기 2회(두 박자로)
	16	탭 3번, 4번째에 내려놓기 2회(두 박자로)
	16	탭 3번, 4번째에 내려놓기 2회(한 박자로)
	16	탭 3번, 4번째에 내려놓기 2회(한 박자로)
	16	탭 2번, 바닥에 2번 1회(두 박자로)
노래 2절	16	탭 2번, 바닥에 2번 1회(두 박자로)
	16	탭 2번, 바닥에 2번 1회(한 박자로)
	16	탭 2번, 바닥에 2번 1회(한 박자로)
후주	8	제자리걸음

QR코드 스캔
음악에 맞추어
스텝박스 동작을
익혀 보세요

제2장

저강도 스텝박스 운동 방법

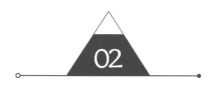

저강도 스텝박스 운동 방법

스텝박스는 바닥에 고정되어 있는 것이 아니기 때문에 스텝박스 위에 올라설 때 발로 밀면서 운동하게 되면 안전사고의 위험이 있다. 또한 익숙하지 않은 동작을 할 때에는 항상 스텝의 위치를 확인하여 낙상이나 부상의 위험을 줄이도록 해야 한다.

실내체육관 나무 바닥에서 스텝박스 운동을 할 경우 바닥이 미끄러워 스텝박스가 밀리는 경우가 많으므로 안전사고 예방을 위하여 운동 전 바닥의 상태를 잘 살펴봐야 한다. 운동 중 스텝박스가 움직이지 않도록 바닥에 요가매트나 미끄럼 방지 매트를 깔고 그 위에 스텝박스를 놓고 운동하는 것도 좋은 방법이다.

제2장에서는 초보자들이 안전하게 스텝박스 운동을 할 수 있도록 올라가지 않는 스텝박스 운동을 개발하여 소개하고자 한다. 스텝박스 운동은 고강도 운동이지만 강도에 비하여 몸에 충격이 적은 운동이다. 하지만 처음부터 고강도로 하기보다는 천천히 강도를 올리는 것이 좋다.

1. 올라가지 않는 스텝박스 운동 기본 동작

가. 프런트 얼티네이트 포인트(손허리)

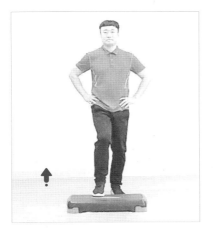 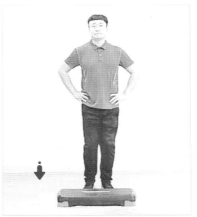

1 오른발을 스텝박스 위에 포인트한다.   2 오른발을 바닥에 포인트한다.

3 왼발을 스텝박스 위에 포인트한다.   4 왼발을 바닥에 포인트한다.

나. 프런트 얼티네이트 포인트(암컬)

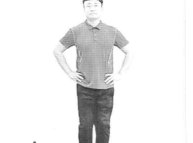

*영상은 사선
방향 동작임

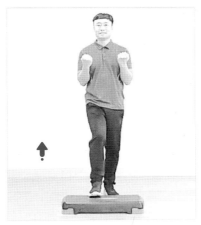 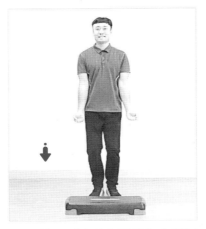

1 두 팔을 동시에 암컬 동작(팔 구부리기)하
며 오른발을 스텝박스 위에 포인트한다.

2 두 팔을 동시에 암컬 동작(팔 펴기)하며
오른발을 바닥에 포인트한다.

3 두 팔을 동시에 암컬 동작(팔 구부리기)하
며 왼발을 스텝박스 위에 포인트한다.

4 두 팔을 동시에 암컬 동작(팔 펴기)하며
왼발을 바닥에 포인트한다.

다. 프런트 얼티네이트 포인트(얼티네이트 암컬)

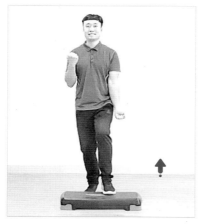
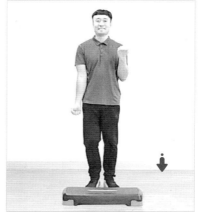

1 오른팔 암컬 동작(팔 구부리기), 왼팔 암컬 동작(팔 펴기)하며 오른발을 스텝박스 위에 포인트한다.

2 왼팔 암컬 동작(팔 구부리기), 오른팔 암컬 동작(팔 펴기)하며 오른발을 바닥에 포인트한다.

3 오른팔 암컬 동작(팔 구부리기), 왼팔 암컬 동작(팔 펴기)하며 왼발을 스텝박스 위에 포인트한다.

4 왼팔 암컬 동작(팔 구부리기), 오른팔 암컬 동작(팔 펴기)하며 왼발을 바닥에 포인트한다.

라. 프런트 얼티네이트 포인트(숄더프레스)

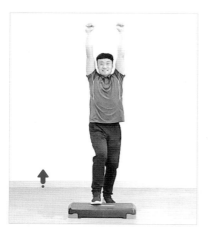
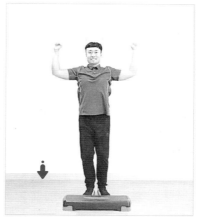

1 두 팔을 동시에 숄더프레스(두 팔을 귀에 붙이기)하며 오른발을 스텝박스 위에 포인트한다.

2 두 팔을 동시에 숄더프레서(두 팔의 팔꿈치를 90도로 구부리기)하며 오른발을 바닥에 포인트한다.

3 두 팔을 동시에 숄더프레스(두 팔을 귀에 붙이기)하며 왼발을 스텝박스 위에 포인트한다.

4 두 팔을 동시에 숄더프레서(두 팔의 팔꿈치를 90도로 구부리기)하며 왼발을 바닥에 포인트한다.

마. 프런트 얼티네이트 포인트(플라이 동작)

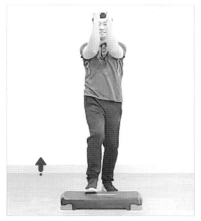 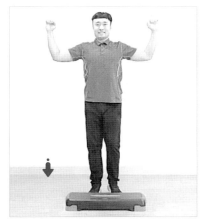

1 오른발을 스텝박스 위에 포인트하며 양팔의 팔꿈치를 90도로 접어 가슴근육을 모아 주는 동작을 한다.

2 오른발을 바닥에 포인트하며 양팔의 팔꿈치를 90도로 접어 가슴근육을 펴 주는 동작을 한다.

3 왼발을 스텝박스 위에 포인트하며 양팔의 팔꿈치를 90도로 접어 가슴근육을 모아 주는 동작을 한다.

4 왼발을 바닥에 포인트하며 양팔의 팔꿈치를 90도로 접어 가슴근육을 펴 주는 동작을 한다.

바. 프런트 얼티네이트 포인트(양팔 번갈아 흔들기)

*사이드로도 동작이 가능하다.

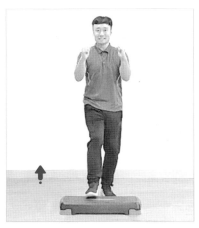 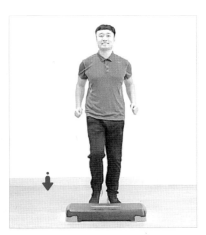

1 오른발을 스텝박스 위에 포인트하며 양팔의 팔꿈치를 90도로 구부린 상태에서 앞으로 흔든다.

2 오른발을 바닥에 포인트하며 양팔의 팔꿈치를 90도로 구부린 상태에서 뒤로 흔든다.

3 왼발을 스텝박스 위에 포인트하며 양팔의 팔꿈치를 90도로 접어서 앞으로 흔든다.

4 왼발을 바닥에 포인트하며 양팔의 팔꿈치를 90도로 접어서 뒤로 흔든다.

사. 프런트 얼티네이트 포인트(양팔 번갈아 흔들기)

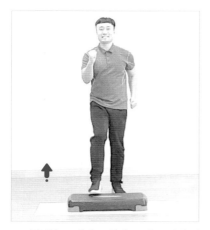

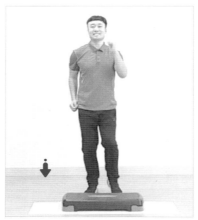

1 오른발을 스텝박스 위에 포인트 하며 양 팔의 팔꿈치를 90도로 접어서 오른팔은 앞으로, 왼팔은 뒤로 흔든다.

2 오른발을 바닥에 포인트하며 양팔의 팔꿈 치를 90도로 접어서 왼팔은 앞으로 오른 팔은 뒤로 흔든다.

3 왼발을 스텝박스 위에 포인트하며 양팔의 팔꿈치를 90도로 접어서 오른팔은 앞으 로, 왼팔은 뒤로 흔든다.

4 왼발을 바닥에 포인트하며 양팔의 팔꿈치 를 90도로 접어서 왼팔은 앞으로 오른팔 은 뒤로 흔든다.

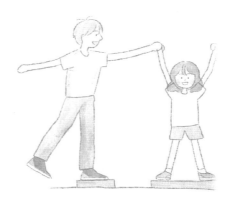

Ah si

안무: 주종민

파트	박자	스텝박스 동작	팔 동작
전주	32	리듬타기	양팔 번갈아 흔들기
노래 1절	16	프런트 얼티네이트 포인트	손허리
	16	프런트 얼티네이트 포인트	암컬
	16	프런트 얼티네이트 포인트	얼티네이트 암컬
	16	프런트 얼티네이트 포인트	숄더프레스
	16	프런트 얼티네이트 포인트	플라이
노래 2절	16	프런트 얼티네이트 포인트	손허리
	16	프런트 얼티네이트 포인트	양팔 번갈아 흔들기
	16	프런트 얼티네이트 포인트	양팔 번갈아 흔들기
	16	프런트 얼티네이트 포인트	암컬
후주	16	프런트 얼티네이트 포인트	얼티네이트 암컬
	16	프런트 얼티네이트 포인트	숄더프레스
	16	프런트 얼티네이트 포인트	플라이

QR코드 스캔

음악에 맞추어
스텝박스 동작을
익혀 보세요

제3장
스텝박스 기본스텝 응용 방법

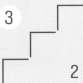

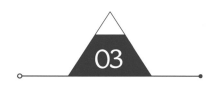

스텝박스 기본스텝 응용 방법

1. 스텝박스 기본스텝 익히기

계단을 걷듯이 올라가는 운동인 스텝박스, 지루하다? 이번 장에서는 기본적인 스텝박스 동작들만으로 다양한 동작을 연출하여 스텝박스 운동을 더욱 재미있게 할 수 있는 방법들을 소개하고자 한다.

가. 다양한 기본스텝 익히기

양쪽 발의 바닥을 스텝박스 위에 올린다. 쉬어 가는 동작으로 활용하거나 스텝의 종류를 바꿀 때 사용한다.

1 라이트기본스텝

양발이 스텝박스 위에 제대로 올라갔는지 잘 확인하며 실시해 낙상을 방지한다.

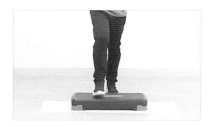

1 오른발을 스텝박스 위에 올린다.

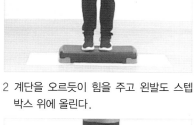

2 계단을 오르듯이 힘을 주고 왼발도 스텝박스 위에 올린다.

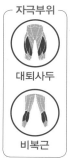

자극부위

대퇴사두

비복근

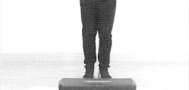

3 다시 원래 위치로 오른발을 내려 준다.

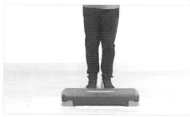

4 왼발도 따라서 제자리에 돌아온다.

2 레프트기본스텝

라이트기본스텝에서 오른발과 왼발만 바꾸어 진행한다.

3 라이트브이스텝

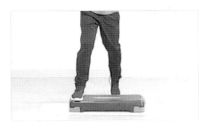

1 오른발을 스텝박스 오른쪽 코너에 올린다.

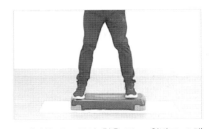

2 계단을 오르듯이 힘을 주고 왼발도 스텝박스 왼쪽 코너에 올린다.

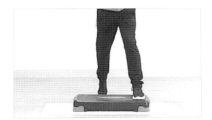

3 다시 원래 위치(가운데) 바닥에 오른발을 내려 준다.

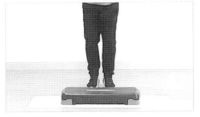

4 왼발도 따라서 제자리(가운데) 바닥에 내려 준다.

자극부위

대퇴사두

비복근

4 레프트브이스텝

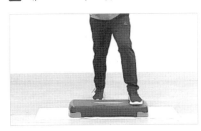

1 오른발을 스텝박스 오른쪽 코너에 올린다.

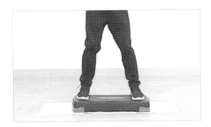

2 계단을 오르듯이 힘을 주고 왼발도 스텝박스 왼쪽 코너에 올린다.

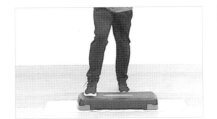

3 다시 원래 위치(가운데) 바닥에 오른발을 내려 준다.

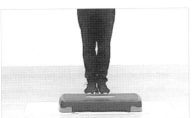

4 왼발도 따라서 제자리(가운데)바닥에 내려 준다.

자극부위

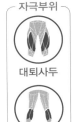

대퇴사두

비복근

나. 스텝박스 기본스텝을 응용하는 방법

먼저, 하체관절에 대한 충분한 워밍업 후 실시하는 것이 좋다.

기본스텝 하나당 다양하게 응용을 하여 동작을 풍부하게 할 수 있다.

1 '추가'와 '변화'의 원리를 이용한 기본스텝 응용 방법

(1) 손동작 추가하기

기본동작은 손을 허리에 두는 것이다. 이때, 어깨에는 힘이 들어가지 않도록 한다.

❶ 양팔의 팔꿈치를 90도로 구부려 수평으로 흔들기는 측면삼각근 발달에 도움을 준다.

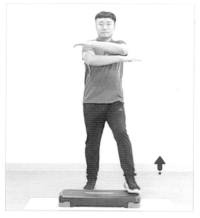
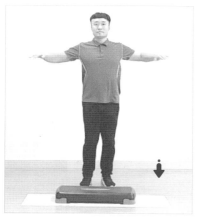

3 양팔의 팔꿈치를 90도로 구부려 든 후, 가슴 앞에서 교차한다.

4 양팔의 팔꿈치를 90도로 구부린 상태에서 뒤로 젖힌다.

❷ 양팔의 팔꿈치를 90도로 구부려 가볍게 앞뒤로 흔들기는 후면 삼각근 발달에 도움을 준다.

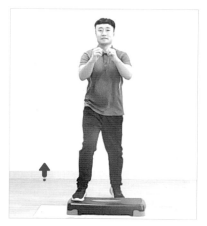
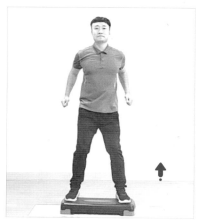

1 오른발을 스텝박스 위에 올리며 양팔을 동시에 앞으로 흔든다.

2 왼발을 스텝박스 위에 올리며 양팔을 동시에 뒤로 흔든다.

❸ 양팔의 팔꿈치를 90도로 구부려 한 팔씩 번갈아 흔들기로 운동량을 늘릴 수 있다.

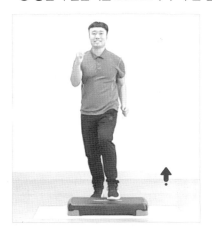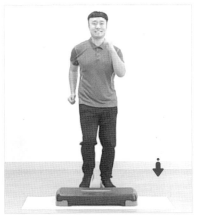

1 오른팔을 앞으로 왼팔을 뒤로 흔들며 왼 발을 스텝박스 위에 포인트한다.

2 왼팔을 앞으로 오른팔을 뒤로 흔들며 왼 발을 바닥에 내린다.

*이런 동작도 가능해요!

양팔 번갈아 스윙한 후 박수 치기

(2) 보폭에 변화 주기

❶ 스텝박스에 올랐다가 발을 바닥에 내릴 때 보폭을 크게 하여 운동량을 늘릴 수 있다.

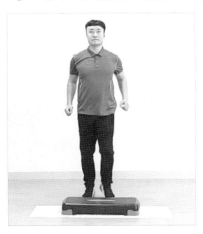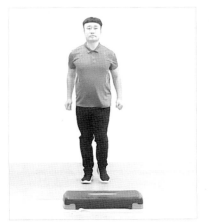

1 원래 보폭대로 내려온 경우

2 보폭을 늘려 내려온 경우

❷ 스텝박스에 올랐다가 발을 바닥에 내릴 때 보폭을 작게 하여 운동 강도에 변화를 줄 수 있다.

(3) 점프 동작 추가하기

❶ 스텝박스에서 내려올 때 양발로 점프할 수 있다.

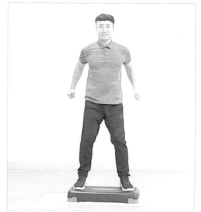 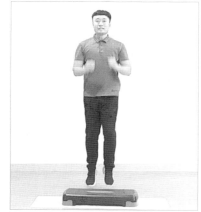

1 올라갈 때는 점프하지 않고 올라간다.   2 내려올 때(4번째 박자에) 양발을 모으며
점프한다.

❷ 스텝박스 위에 올라갈 때 양발로 점프할 수 있다.

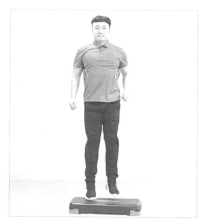 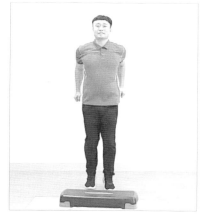

1 올라갈 때(2번째 박자에) 점프한다.   2 내려올 때는 점프하지 않고 원래대로 내
려온다.

❸ 스텝박스에서 내려올 때와 올라갈 때 모두 양발로 점프할 수 있다.

(4) 각도에 변화 주기

❶ 올라갈 때는 정위치로 올라가고 내려올 때는 45도 각도로 틀어서 내려온다.

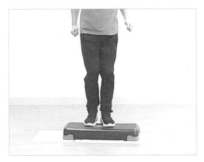 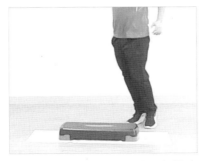

1 정위치로 올라간다.　　　　　　　　2 내려올 때는 45도 각도로 틀어서 내려온다.

❷ 올라갈 때는 45도 각도로 방향을 틀어 올라가고 내려올 때는 정위치로 내려온다.

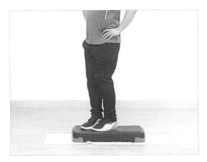 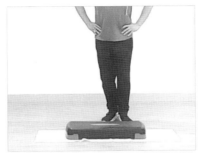

1 올라갈 때 45도 각도로 방향을 틀어 올라　　2 내려올 때는 정위치로 내려온다.
　간다.

❸ 올라갈 때 45도 각도로 방향을 틀어 올라가고 내려올 때도 45도 각도로 틀어서 내려온다.

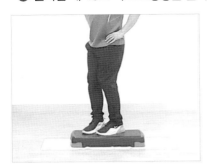 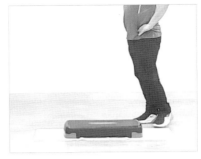
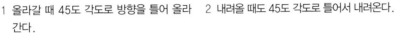

1 올라갈 때 45도 각도로 방향을 틀어 올라　　2 내려올 때도 45도 각도로 틀어서 내려온다.
　간다.

(5) 상체나 하체의 높낮이에 변화 주기

❶ 스텝박스에 올라갈 때 런지를 하듯이 무릎을 살짝 구부려 주어 하체의 높
낮이에 변화를 준다.

❷ 손으로 무릎, 스텝박스, 발목 등을 터치하여 상체의 높낮이에 변화를 준다.
(뒤에 나올 업포인트스텝 변형에서 자세히 내용 참고)

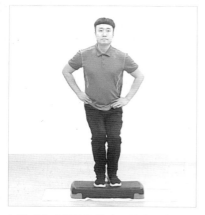

1 올라갈 때 무릎을 살짝 구부려 준다.

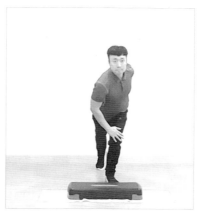

2 무릎을 손으로 터치해 준다.

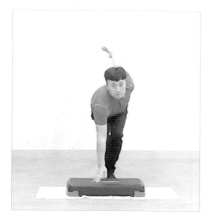

3 스텝박스를 터치해 준다.

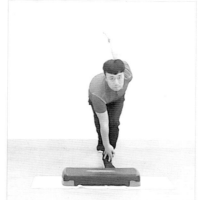

4 발목을 터치해 준다.

(6) 스텝을 시작하는 발의 순서 바꾸어 주기

ⓔ 오른발부터 시작하여 스텝 동작을 하였다면 왼발부터 시작하는 스텝 동작으로
변화를 준다.

(7) 스텝박스의 앞쪽, 옆쪽, 뒤쪽을 활용해 방향에 변화 주기
프런트스텝, 사이드스텝, 백스텝 등 스텝의 방향에 다양한 변화를 준다.

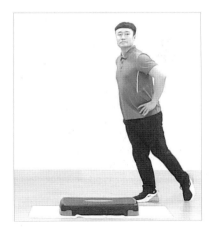
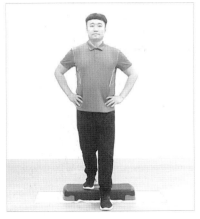

1 사이드스텝–사이드 방향을 활용하여 스텝
　동작을 한다.

2 백스텝–스텝을 시작하는 위치에 변화
　를 주어 스텝박스의 앞에서 시작한다.

다. 다양한 변화를 주는 방법을 기본스텝에 적용한 예

1 손허리 라이트기본스텝

– 양손을 허리에 가볍게 얹고 라이트기본스텝을 실시한다.

2 수평 팔 흔들기

– 양팔의 팔꿈치를 90도 구부린 상태에서 수평으로 팔을 흔들어 주며 라이
트기본스텝을 실시한다. 팔 흔드는 타이밍은 스텝박스 위에 올라갈 때 팔
을 안쪽으로 모아 주고 올라서서 팔을 바깥쪽으로 흔들면 자연스럽다.

3 앞뒤로 팔 흔들기

– 양팔의 팔꿈치를 90도 구부린 상태에서 양팔을 동시에 앞뒤로 흔들어 준다. 이때 스텝
박스 위에 올라갈 때에는 양손으로 무언가를 잡고 끌어당기듯이 동작을 한다. 팔 흔드
는 타이밍은 스텝박스 위에 올라갈 때 팔을 앞으로 흔들고 올라서서 팔을 뒤로 흔들면
자연스럽다.

4 앞뒤로 팔 흔들기+박수 치기

❶ 양팔을 앞으로 흔들며 스텝박스 위에 오른발을 올린다.

❷ 양팔을 뒤로 흔들며 스텝박스 위에 왼발을 올린다.

❸ 양팔을 앞으로 흔들며 오른발을 바닥에 내린다.

❹ 박수를 한 번 치며 왼발을 바닥에 내린다.

5 앞뒤로 팔 흔들기+보폭을 넓히기+보폭을 원래대로

❶ 양팔을 앞으로 흔들며 스텝박스 위에 오른발을 올린다.

❷ 양팔을 뒤로 흔들며 스텝박스 위에 왼발을 올린다.

❸ 양팔을 앞으로 흔들며 오른발이 바닥에 내려올 때 보폭을 넓혀 뒤쪽으로 멀리 딛는다.

❹ 양팔을 뒤로 흔들며 먼저 내려온 오른발과 같은 보폭으로 왼발을 바닥에 내린다.

6 앞뒤로 팔 흔들기+다운 점프

❶ 양팔을 앞으로 흔들며 스텝박스 위에 오른발을 올린다.

❷ 양팔을 뒤로 흔들며 스텝박스 위에 왼발을 올린다.

❸ 양팔을 앞으로 흔들며 오른발을 바닥에 내린다.

❹ 양팔을 뒤로 흔들며 바닥에 내려오면서 양발로 점프한다.

7 앞뒤로 팔 흔들기+업 점프

❶ 양팔을 앞으로 흔들며 스텝박스 위에 오른발을 올린다.

❷ 양팔을 뒤로 흔들며 스텝박스 위에 양발로 점프하면서 올라간다.

❸ 양팔을 앞으로 흔들며 오른발을 바닥에 내린다.

❹ 양팔을 뒤로 흔들며 왼발을 바닥에 내린다.

8 앞뒤로 팔 흔들기+모두 점프

❶ 양팔을 앞으로 흔들며 스텝박스 위에 오른발을 올린다.

❷ 양팔을 뒤로 흔들며 스텝박스 위에 양발로 점프하면서 올라간다.

❸ 양팔을 앞으로 흔들며 오른발을 바닥에 내린다.

❹ 양팔을 뒤로 흔들며 양발로 점프하면서 바닥에 내려온다.

9 앞뒤로 팔 흔들기+45도 각도 변화(좌우)

❶ 양팔을 앞으로 흔들며 오른발을 스텝박스 위에 올린다.

❷ 양팔을 뒤로 흔들며 왼발을 스텝박스 위로 올린다.

❸ 양팔을 앞으로 흔들며 오른발을 오른쪽으로 45도 사선 방향으로 바닥에 내린다.

❹ 양팔을 뒤로 흔들며 왼발을 오른발 옆에 내린다.

❺ 스텝박스 위에 올라가 왼쪽으로 45도 사선 방향으로 같은 동작을 반복한다.

🔟 손허리+180도 돌아서 되돌아오기(좌우)

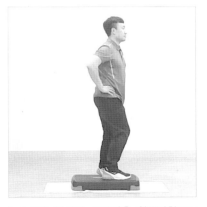 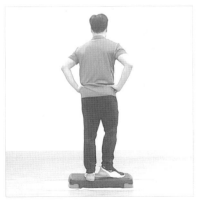

1 손허리 자세로 오른발을 왼쪽방향으로 90도 틀어 스텝박스 위에 올린다.

2 왼발도 90도 틀어 스텝박스 위에 올려 처음 시작 위치의 반대쪽을 바라보고 선다.

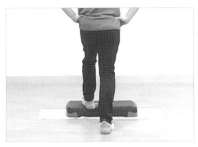 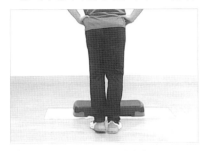

3 오른발을 반대쪽 바닥에 내린다.

4 왼발도 반대쪽 바닥에 내린다.

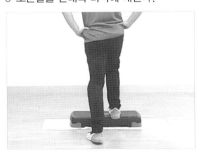 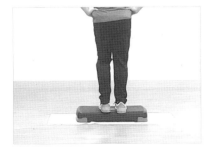

5 오른발을 스텝박스 위에 올린다.

6 왼발을 스텝박스 위에 올린다.

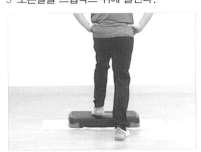 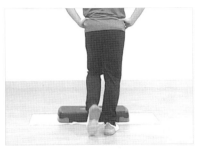

7 오른발을 바닥에 내린다.

8 왼발을 바닥에 내리며 앞꿈치를 포인트한다.

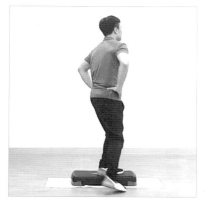

9 왼발을 90도 틀어 스텝박스 위에 올린다.

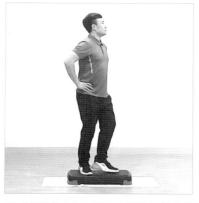

10 오른발을 90도 틀어 스텝박스 위에 올려 처음 시작 위치로 몸을 돌린다

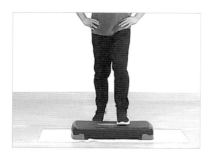

11 왼발을 반대쪽 바닥에 내린다.

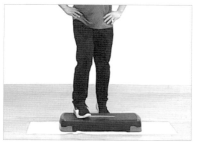

12 오른발도 반대쪽 바닥에 내린다.

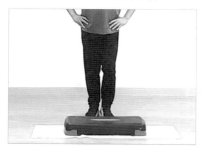

13 왼발을 스텝박스 위에 올린다.

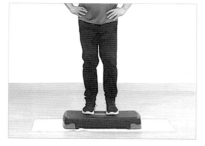

14 오른발을 스텝박스 위에 올린다.

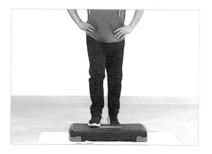

15 왼발을 바닥에 내린다.

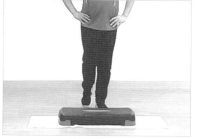

16 오른발을 바닥에 내리며 앞꿈치를 포인트한 후 반대 방향으로 첫 번째 동작부터 해 준다.

11 발 딛는 너비에 변화 주기

(1) 브이스텝

　　발 딛는 너비에 변화를 주어 넓게 올라갔다가 좁게 내려오고, 좁게
　　올라갔다가 넓게 내려오는 등 기본스텝을 여러 가지 동작으로 응용할 수 있다.

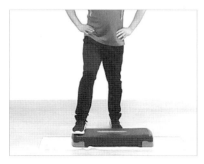

1 너비가 넓게 오른발 올라가기　　　　　2 너비가 넓게 왼발 올라가기

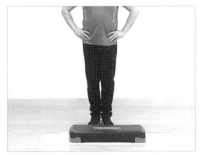

3 너비가 좁게 오른발 내려오기　　　　　4 너비가 좁게 왼발 내려오기

12 손허리+하체 높이 낮추기

양손을 허리에 두고 스텝박스 위에 올라갔다가 내려오는데 내려올 때두 다리의 무릎
을 구부려 하체의 높이를 낮춘다.

La La Love

안무: 주종민

파트	박자	스텝 동작	다양한 변형 동작
전주	32	리듬 타기	리듬 타기
	32	라이트기본스텝	손허리
노래 1절	32	라이트 브이스텝	수평 팔 흔들기
	32	라이트 브이스텝	앞뒤로 팔 흔들기
	32	레프트 브이스텝	앞뒤로 팔 흔들기+박수 치기
	32	레프트 브이스텝	앞뒤로 팔 흔들기+보폭을 넓히기
노래 2절	32	라이트 브이스텝	앞뒤로 팔 흔들기+다운 점프
	32	라이트 기본스텝	앞뒤로 팔 흔들기+업 점프
	32	라이트 기본스텝	앞뒤로 팔 흔들기+모두 점프
후렴	32	기본스텝	앞뒤로 팔 흔들기+45도 각도 변화 주기
	32	기본스텝	앞뒤로 팔 흔들기+360도 돌아서 되돌아오기
	16	레프트 브이스텝	앞뒤로 팔 흔들기

* 라이트스텝에서 레프트스텝으로 자연스럽게 바꾸는 방법: 라이트 스텝의 바닥에 내려오는 8
번째 박자인 왼발 동작에서 왼발 앞꿈치를 포인트해 준 후, 왼발을 바로 이어서 시작한다.

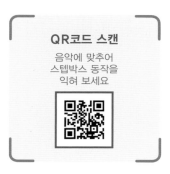

QR코드 스캔
음악에 맞추어
스텝박스 동작을
익혀 보세요

라. 32박자 메기고 받으며 운동하는 방법

A, B 2명이 한 조가 되어 운동하는 방법이다.

❶ A가 먼저 32박자로 기본스텝을 한다.
❷ B는 A가 실시한 스텝을 따라 한다.
❸ B가 32박자 스텝을 실시한다.
❹ A는 B가 실시한 스텝을 따라 한다.

마. 여러 사람들과 스텝박스를 재미있게 하는 방법

스텝퍼들이 차례대로 돌아가며 손동작, 스텝, 추임새를 생각하여 표현해 보게 하여 나머지 사람들이 따라 하는 방식으로 하면 더욱 재미있게 스텝박스 운동을 할 수 있다.

■ 손동작을 한 명씩 돌아가며 하는 방법

❶ 먼저 공통적으로 할 스텝을 정한다. 기본스텝이 무난하다.
❷ 스텝퍼들은 각자 전체 스텝퍼들에게 보여 줄 손동작을 생각해 본다.
❸ 리더가 먼저 기본스텝만 하며 박자를 센다.
❹ 리더가 스텝퍼를 한 명씩 차례대로 지목하면 지목당한 사람은 자신이 생각해 낸 손동작을 스텝과 함께 한다.
❺ 나머지 스텝퍼들은 지목당한 사람의 손동작을 따라 한다.

제4장

스텝박스의
다양한 스텝

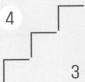

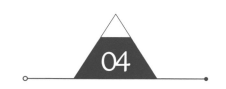

04

스텝박스의 다양한 스텝

1. 프런트스텝

가. 프런트스텝 1모둠

1 양발스텝

기본스텝과 이를 응용한 스텝 동작들은 오른발이나 왼발 중 어느 한 발이 먼저 시작
하였다면, 양발스텝은 오른발과 왼발이 번갈아 가며 먼저 시작하는 스텝 동작이다.
즉, 시작하는 발의 순서를 교대로 바꾸어 주는 스텝이다.

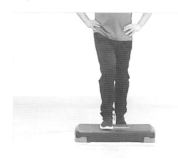

1 오른발을 스텝박스 위에 올린다.

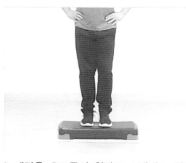

2 계단을 오르듯이 왼발도 스텝박스 위로
올린다.

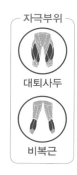

자극부위

대퇴사두

비복근

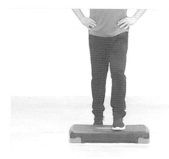

3 오른발을 바닥에 내린다.

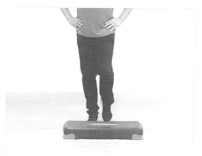

4 왼발도 바닥에 내려 준다. 이때, 발바닥
전체를 바닥에 내리지 않고 앞꿈치로 바
닥을 포인트한다.

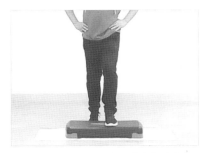

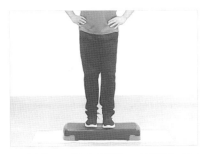

5 왼발부터 다시 스텝박스 위에 올린다.

6 계단을 오르듯이 오른발도 스텝박스 위로 올린다.

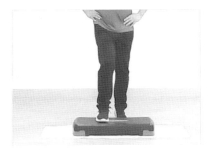

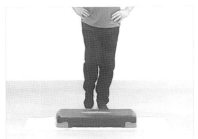

7 왼발을 바닥에 내려 준다.

8 오른발을 바닥에 내리며 앞꿈치로 바닥을 포인트하며 계속 동작을 이어 간다.

2 세미턴스텝(양발스텝의 변형스텝)

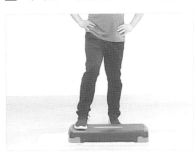

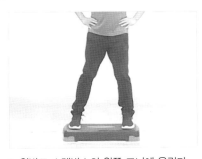

자극부위

대퇴사두

비복근

1 오른발을 스텝박스의 오른쪽 코너에 올린다.

2 왼발도 스텝박스의 왼쪽 코너에 올린다.

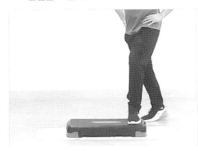

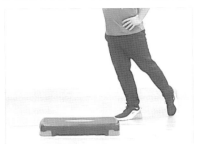

3 오른발을 스텝박스의 왼쪽 사선 방향으로 내려 준다.

4 왼발을 오른발보다 뒤로 하여 왼쪽 사선 방향으로 내려 주며 앞꿈치를 포인트한다.

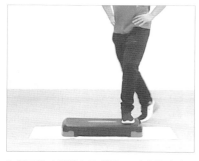
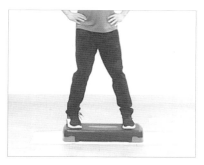

5 왼발을 스텝박스의 왼쪽 코너에 올린다. 6 오른발도 스텝박스의 오른쪽 코너에 올린다.

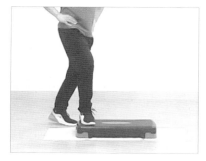
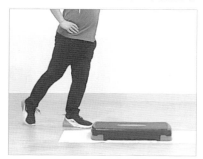

7 왼발을 스텝박스의 오른쪽 사선 방향으로 8 오른발을 왼발보다 뒤로 하여 오른쪽 사선
  내려 준다.   방향으로 내려 주고 앞꿈치를 포인트한다.

(1) 세미턴스텝, 재미있게 운동하는 방법

이렇게 해 보세요!

❶ 1단계: 손허리

양손을 허리에 가볍게 얹고 세미턴스텝을 한다.

❷ 2단계: 팔 흔들기

양팔을 앞뒤로 흔들며 세미턴스텝을 한다.

❸ 3단계: 발 보폭을 넓게 하기

발을 바닥에 내려놓을 때 보폭을 넓게 하여 동작을 한다.

❹ 4단계: 런지 동작하기

마지막 박자에 발을 뒤로 넓게 디뎌서 런지 동작을 한다.

❺ 5단계: 내려오며 점프하기

4박자마다 내려올 때 양발을 모아 점프한다.

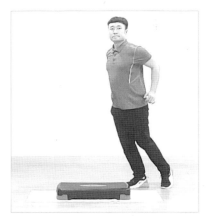

1 2단계: 팔 흔들기

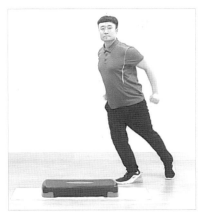

2 3단계: 발 보폭을 넓게 하기

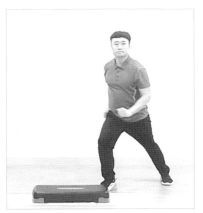

3 4단계: 런지 동작하기

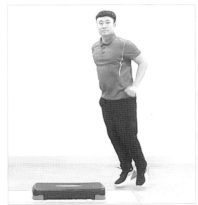

4 5단계: 내려오며 점프하기

3 투탭스텝

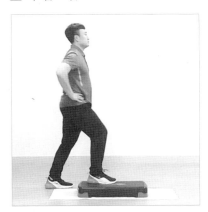

1 스텝박스와 나란하게 서서 오른발을 스텝
박스 위에 올린다.

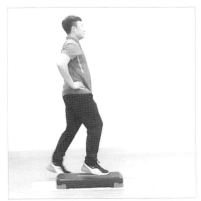

2 오른발이 앞에 왼발이 뒤에 오게 투스텝
으로 탭하며 전진한다.

자극부위
대퇴이두

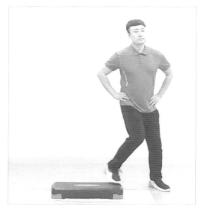 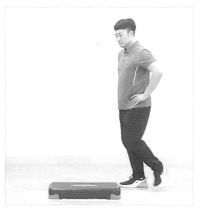

3 왼발을 바닥에 디디며 몸을 반대 방향으로 돌린다.

4 오른발을 바닥에 내리며 몸을 반대 방향으로 돌린다.

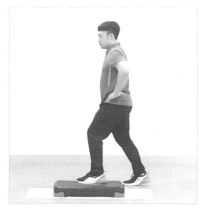 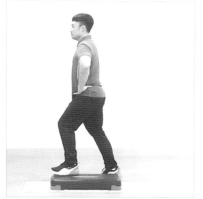

5 스텝박스와 나란하게 서서 왼발을 스텝박스 위에 올린다.

6 왼발이 앞에 오른발이 뒤에 오게 투스텝으로 탭하며 전진한다.

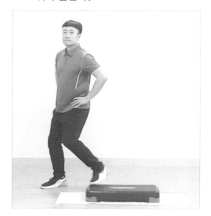 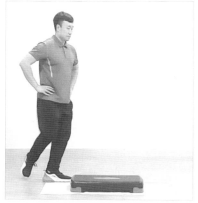

7 오른발을 바닥에 내리며 몸을 반대 방향으로 돌린다.

8 왼발도 바닥에 내리며 몸을 반대 방향으로 돌리고 왼발을 스텝박스 위에 올릴 준비를 한다.

4 프런트스텝 1모둠 안무

Kiss Kiss Bang Bang

안무: 주종민

파트	박자	스텝박스 동작	손동작
전주	8	리듬 타기	손허리
노래 1절	16	라이트기본스텝	양팔 흔들기
	16	레프트기본스텝	양팔 흔들기
	16	라이트브이스텝	양팔 흔들기
	16	레프트브이스텝	양팔 흔들기
	16	양발스텝	양팔 흔들기
	16	세미턴스텝	양팔 흔들기
간주	16	투탭스텝 3번 후, 마지막 4박자는 스텝박스 건너가기	
노래 2절	16	백라이트기본스텝	양팔 흔들기
	16	백레프트기본스텝	양팔 흔들기
	16	백라이트브이스텝	양팔 흔들기
	16	백레프트브이스텝	양팔 흔들기
노래 2절	16	백양발스텝	양팔 흔들기
	12	백세미턴스텝	양팔 흔들기
	4	스텝박스 건너가기	양팔 흔들기
후주	16	라이트기본스텝	양팔 흔들기
	16	레프트기본스텝	양팔 흔들기
	16	양발스텝	양팔 흔들기
	16	세미턴스텝 3번 후, 마지막 4박자는 라이트기본스텝으로 마무리	
	2	리듬 타기	

QR코드 스캔
음악에 맞추어
스텝박스 동작을
익혀 보세요

나. 프런트스텝 2모둠

1 라이트니업스텝

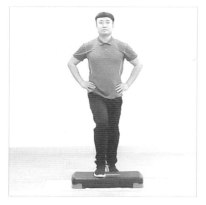

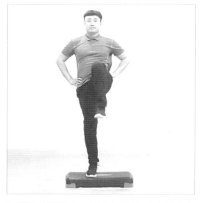

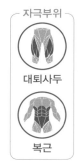

자극부위

대퇴사두

복근

1 오른발을 스텝박스 위에 올린다.

2 발목에 힘을 빼고 왼쪽 무릎을 접어 올린다.

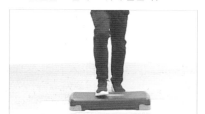

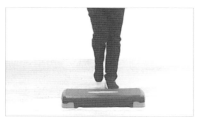

3 왼발을 바닥에 내려놓는다.

4 오른발 앞꿈치를 바닥에 포인트한다.

[변형 동작] 양손을 머리 뒤에 대고 니업 스텝 동작을 할 수 있다. 두 손을 깍지 끼고 니업 스텝 동작을 할 수도 있다. 이때, 들어 올린 무릎이 손바닥에 닿도록 한다.

2 레프트니업스텝

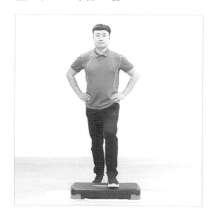

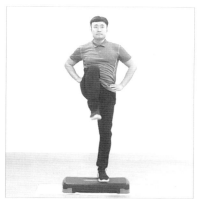

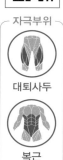

자극부위

대퇴사두

복근

1 왼발을 스텝박스 위에 올린다.

2 발목에 힘을 빼고 오른쪽 무릎을 접어 올린다.

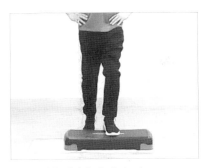

3 오른발을 바닥에 내려놓는다.

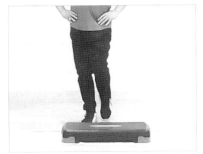

4 왼발 앞꿈치를 바닥에 포인트한다.

③ 라이트점프니업스텝

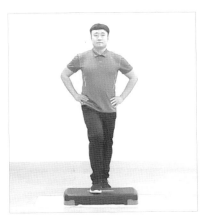

1 오른발을 스텝박스 위에 올린다.

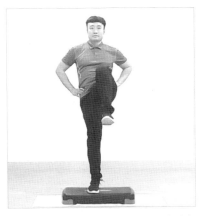

2 발목에 힘을 빼고 왼쪽 무릎을 접어 올린다.

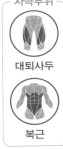

자극부위

대퇴사두

복근

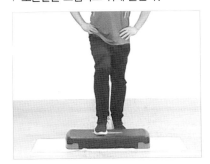

3 왼발을 바닥에 내려놓는다.

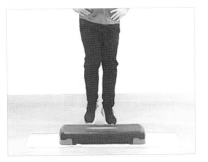

4 오른발을 바닥에 내리며 양발로 점프한다.

④ 레프트점프니업스텝

라이트점프니업스텝에서 오른발과 왼발만 바꾸어 진행한다.

5 양발니업스텝

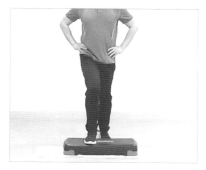
1 오른발을 스텝박스 위에 올린다.

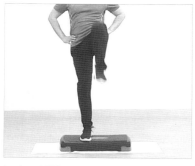
2 발목에 힘을 빼고 왼쪽 무릎을 접어 올린다.

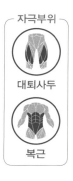
자극부위

대퇴사두

복근

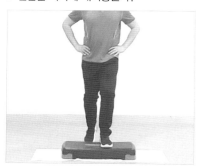
3 왼발을 바닥에 내려놓는다.

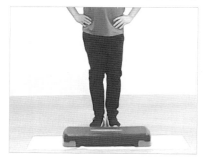
4 오른발을 바닥에 내려놓는다.

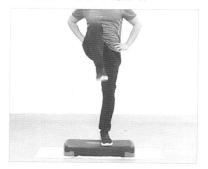
5 왼발을 스텝박스 위에 올린다.

6 발목에 힘을 빼고 오른쪽 무릎을 접어 올린다.

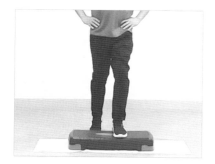
7 오른발을 바닥에 내려놓는다.

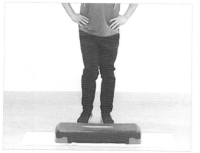
8 왼발을 바닥에 내려놓는다.

6 양발점프니업스텝

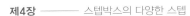

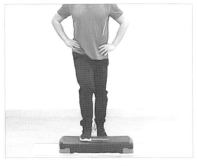

1 오른발을 스텝박스 위에 올린다.

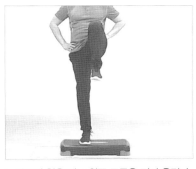

2 발목에 힘을 빼고 왼쪽 무릎을 접어 올린다.

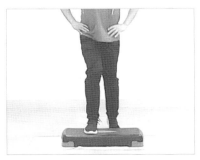

3 왼발을 바닥에 내려놓는다.

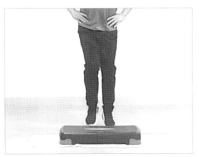

4 오른발을 바닥에 내리며 양발로 점프한다.

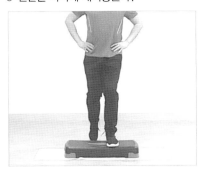

5 왼발을 스텝박스 위에 올린다.

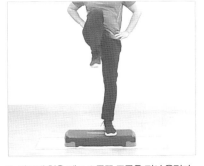

6 발목에 힘을 빼고 오른쪽 무릎을 접어 올린다.

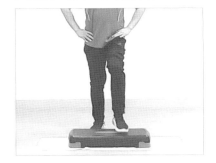

7 오른발을 바닥에 내려놓는다.

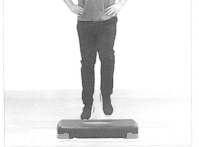

8 왼발을 바닥에 내리며 양발로 점프한다.

*사이드스텝: 양발스텝 동작과 사이드 방향을 활용한 스텝 동작이다.

7 라이트사이드스텝

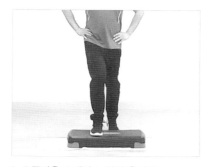

1 오른발을 스텝박스 위에 올린다.

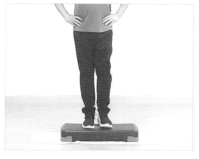

2 왼발도 스텝박스 위에 올린다.

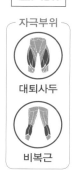

자극부위

대퇴사두

비복근

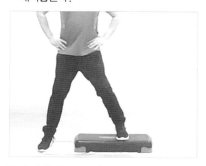

3 오른발을 스텝박스 오른쪽 사이드 바닥에
   내려놓는다.

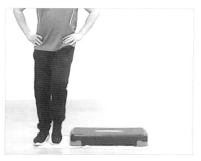

4 왼발도 스텝박스 오른쪽 사이드 바닥에
   내려놓으며 앞꿈치를 포인트한다.

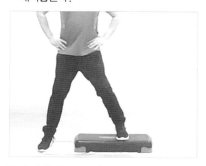

5 다시 왼발을 스텝박스 위로 올린다.

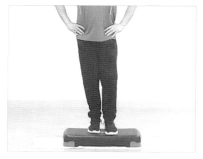

6 오른발도 스텝박스 위로 올린다.

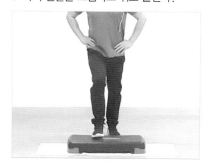

7 왼발을 바닥에 내린다.

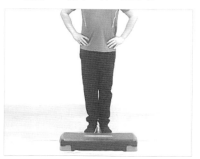

8 오른발을 바닥에 내린다.

⑧ 레프트사이드스텝

라이트사이드스텝에서 오른발과 왼발만 바꾸어 진행한다.

⑨ 양쪽사이드스텝

라이트사이드스텝 동작을 한 후 바로 레프트사이드스텝 동작을 이어서 한다.

⑩ 프런트스텝 2모둠 안무

자극부위

대퇴사두   비복근

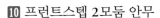

My life would suck with you

안무: 주종민

파트	박자	스텝박스 동작	팔 동작
전주	32	리듬을 타며 준비하기	손허리
	32	라이트기본스텝	손허리
	32	양발스텝	손허리
	4	라이트기본스텝	양팔 흔들기
	32	라이트니업스텝	양팔 흔들기
	32	레프트니업스텝	양팔 흔들기
	32	양발니업스텝	양팔 흔들기
노래	32	라이트사이드스텝	양팔 흔들기
	4	라이트기본스텝	양팔 흔들기
	32	레프트사이드스텝	양팔 흔들기
	32	양쪽사이드스텝	양팔 흔들기
	4	라이트기본스텝	손허리
	2	제자리 마무리	손허리

QR코드 스캔

음악에 맞추어
스텝박스 동작을
익혀 보세요

다. 프런트스텝 3모둠

1 레프트 업포인트스텝

기본스텝을 응용한 스텝이다.

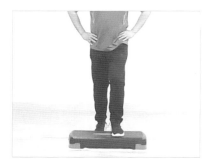

1 왼발을 스텝박스 위에 올린다.

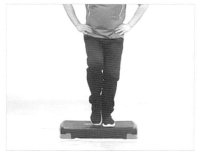

2 왼발 무릎을 살짝 구부리는 동시에 오른발을 위로 올리며 앞꿈치로 스텝박스를 포인트한다.

자극부위

대둔근

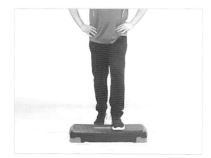

3 오른발을 원래 위치로 내려 준다.

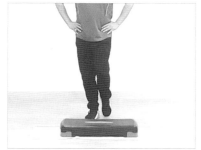

4 왼발을 원래 위치로 내려 주며 앞꿈치로 바닥을 포인트한다.

[변형 동작] 양 팔꿈치를 직각으로 구부리고 플라이 자세로 팔을 벌렸다 오므렸다 가슴근육을 모아 주는 동작을 하며 사이드스텝 동작을 한다.

2 라이트 업포인트스텝

위의 레프트 업포인트스텝과 동일한 방식으로 진행하되, 왼발과 오른발의 위치를 바꾸어 동작한다.

자극부위

대둔근

3 얼티네이트스텝

정면을 바라보며 양손은 허리에 두고 오른쪽 다리를 스텝박스에 올려 둔 상태로 시작한다.

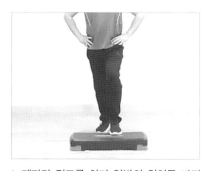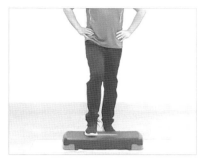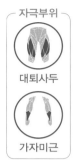

1 제자리 점프를 하며 양발의 위치를 바꿔 준다.

2 동작을 이어서 양발을 바꿔 가며 점프를 16회(혹은 4의 배수로 본인에게 적합한 운동강도로) 한다.

[변형 동작] '왼쪽-오른쪽-왼쪽-오른쪽' 혹은 '왼쪽-오른쪽-왼쪽-왼쪽', '오른쪽-왼쪽-오른쪽-오른쪽' 등 패턴을 다양하게 실시할 수 있다.

4 얼티네이트런지스텝

얼티네이트스텝에서 보폭을 더욱 크게 하여 런지 자세에서 가볍게 발을 바꾸며 뛰어 준다.

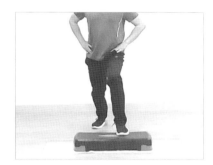

1 제자리 점프를 하며 보폭을 크게 하여 양발을 바꿔 준다.

2 동작을 이어서 보폭을 크게 양발을 바꿔 가며 점프를 8회 한다.

5 프런트스텝 3모둠 안무

플룻

창작: 주종민

파트	박자	스텝박스 동작	팔 동작
전주	32	리듬을 타며 준비하기	손허리
1절	16	레프트업포인트스텝	손허리
	16	(왼발부터) 얼티네이트스텝 (한 발당 2박씩)	손허리
	16	라이트업포인트스텝	손허리
	16	(오른발부터) 얼티네이트스텝 (한 발당 2박씩)	손허리
2절	16	레프트업포인트스텝	손허리
	16	(왼발부터) 얼티네이트런지스텝 (한 발당 2박씩)	손허리
	16	라이트업포인트스텝	손허리
	16	(오른발부터) 얼티네이트런지스텝 (한 발당 2박씩)	손허리

QR코드 스캔

음악에 맞추어
스텝박스 동작을
익혀 보세요

라. 프런트스텝 4모둠

1 사이드포인트스텝

스텝박스를 가로로 놓고 왼쪽에 선 상태로 준비한다.

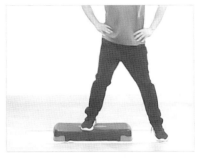

1 스텝박스의 왼쪽에 서서 오른발을 스텝박스 위에 올린다.

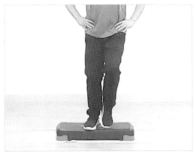

2 왼발을 스텝박스 위에 올리며 포인트한다.

자극부위

대퇴사두

비복근

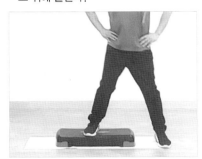

3 왼발을 스텝박스 왼쪽 바닥에 내린다.

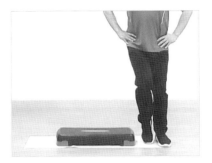

4 오른발을 바닥에 내리며 포인트한다.

*반대쪽에서 시작하도록 바꾸는 방법

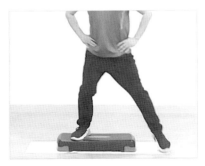

1 오른발을 스텝박스 위에 올린다.

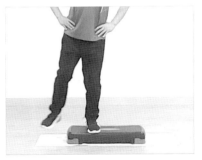

2 오른발을 점프하여 옆으로 들어 주는 동시에 왼발로 오른발을 옆으로 차 주듯이 스텝박스 위에 올린다.

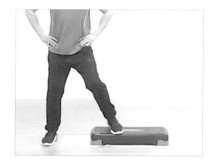

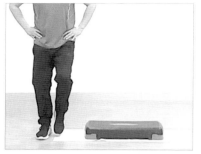

3 오른발을 스텝박스의 오른쪽 바닥에 내린다.

4 왼발을 스텝박스의 오른쪽 바닥에 내리며 포인트한다.

2 사이드턴스텝

스텝박스를 가로로 놓고 왼쪽에 선다.

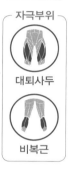
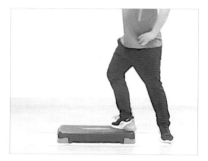

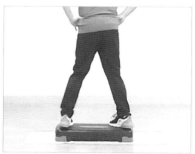

1 오른발을 스텝박스 위에 올린다.

2 왼쪽으로 180도 회전하며 왼발을 스텝박스 위에 올린다.

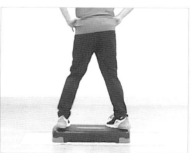

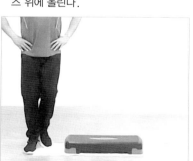

3 오른쪽으로 180도 회전하며 오른발을 바닥에 내린다.

4 왼발을 바닥에 내리며 포인트한다.

5 왼발을 스텝박스 위에 올린다.

6 오른쪽으로 180도 회전하며 오른발을 스텝박스 위에 올린다.

7 왼쪽으로 180도 회전하며 왼발을 바닥에 내린다.

8 오른발을 바닥에 내리며 포인트한다.

3 니업트위스트스텝

양팔을 번갈아 가며 흔들어 준다.

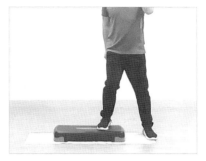

1 스텝박스의 왼쪽 옆 끝에 오른발을 올린다.

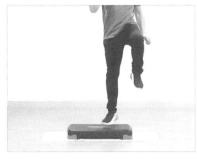

2 왼쪽 무릎을 들어 준다.

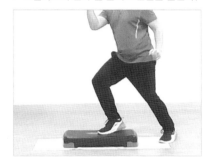

3 왼쪽 무릎을 바닥에 내리며 오른쪽부터 트위스트 첫 번째 동작을 한다.

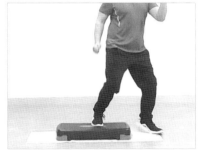

4 트위스트 두 번째 동작을 한다.

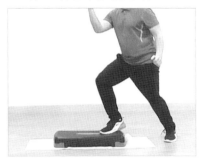

5 트위스트 세 번째 동작을 한다.

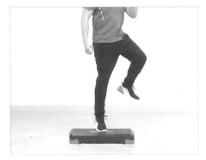

6 왼쪽 무릎을 들어 준다.

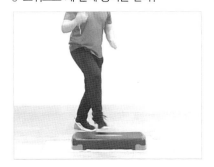

7 왼발을 바닥에 내려 준다.

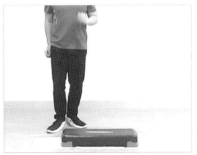

8 오른발을 바닥에 내려 주며 반대쪽 동작을 할 준비를 한다.

4 바인스텝

스텝박스를 가로로 놓고 왼쪽에 선다.

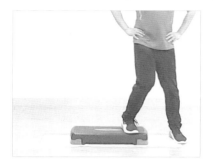

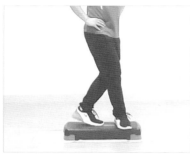

1 왼발을 스텝박스의 오른쪽 코너에 올린다. 2 오른발을 왼발 뒤로 올린다.

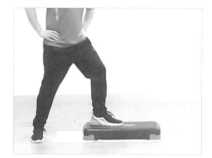

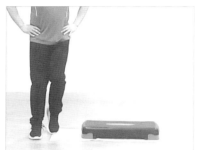

3 왼발을 스텝박스의 왼쪽 끝부분 바닥에
  내린다.

4 오른발도 스텝박스의 왼쪽 끝부분 바닥에
  내리며 앞꿈치를 포인트한다.

5 오른발을 스텝박스의 왼쪽 코너에 올린다. 6 왼발을 오른발 뒤로 올린다.

7 오른발을 스텝박스의 오른쪽 끝부분 바닥
  에 내린다.

8 왼발도 스텝박스의 오른쪽 끝부분 바닥에
  내리며 앞꿈치를 포인트한다.

5 에이스텝

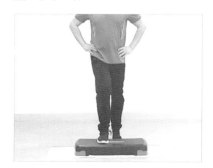

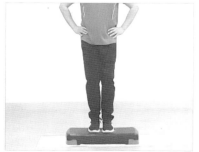

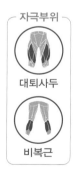

1 오른발을 스텝박스 위에 올린다. 2 왼발을 스텝박스(가운데 부분) 위에 올린다.

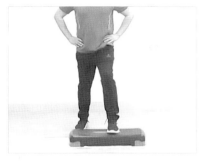
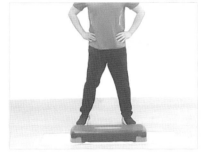

3 오른발을 바닥 오른쪽 끝부분에 내린다.   4 왼발을 바닥 왼쪽 끝부분에 내린다.

6 (세로)사이드점핑인라인스텝(반대 발을 밀어내며 이동하는 스텝)
좌우로 이동하는 사이드 스텝 동작으로, 기본스텝에 비해 상대적으로 움직임이 크고 허벅지의 외측과 내측 근육의 개입이 커진다. 먼저 스텝 박스를 세로로 길게 위치한다. 무게중심은 지지하는 다리 쪽에 둔다. 운동 강도를 높이려면 가는 쪽 방향의 손으로 반대쪽의 디디는 발 발목을 터치한다.

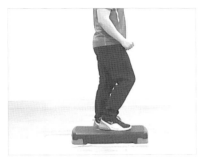
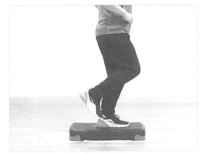

1 스텝박스의 왼쪽에 서서 오른발을 올린다.   2 점프하여 왼발을 올린다.

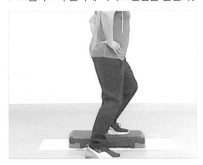
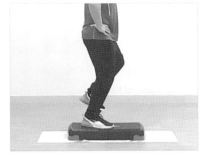

3 오른발을 스텝박스의 오른편으로 옮겨 내   4 다시 오른발을 올리면서 원래 위치로 돌
려 준다.   아온다.

7 락엔체어스텝(일명 '갈까 말까' 스텝)

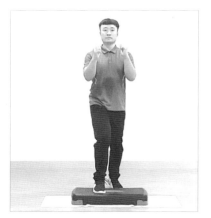

1 오른발을 스텝박스 위에 올린다.

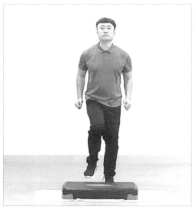

2 왼발을 바닥에서 한 번 구른다.

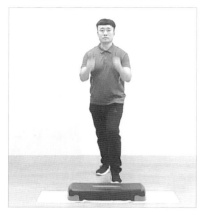

3 오른발을 왼발 뒤로 내린다.

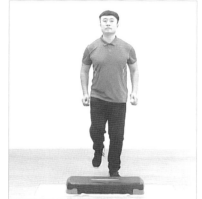

4 왼발을 제자리에서 한 번 구른다. 반대쪽
도 동일하게 실시한다.

8 프런트스텝 4모둠 안무

캐리비언의 해적

안무: 주종민

파트	박자	스텝박스 동작	손동작
전주	16	리듬타기	손허리
	32	(라이트)사이드포인트스텝	손허리
part1	32	니업트위스트스텝 니업+프런트킥+레그컬	양팔 번갈아 흔들기
	2	리듬타기	손허리
	8	사이드턴스텝	손허리
	4	라이트기본스텝	손허리
part2	32	에이스텝	양팔 흔들기
	16	바인스텝	손허리
	32	(세로)사이드점핑인라인스텝	손허리
	2	리듬타기	손허리
part3	8	사이드턴스텝	손허리
	4	라이트기본스텝	손허리
	32	에이스텝	양팔 흔들기
	16	락엔체어스텝	손허리

QR코드 스캔
음악에 맞추어
스텝박스 동작을
익혀 보세요

마. 프런트스텝 5모둠

1 업스텝(세로)

스텝박스를 세로로 놓고 다리 사이에 스텝박스가 오도록 다리를 어깨너비 정도로 벌린다.

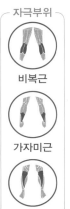

자극부위

비복근

가자미근

전경골근

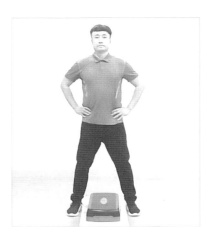

· 준비 자세

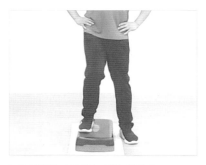

1 오른발을 스텝박스 위에 올린다.

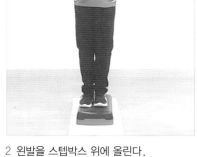

2 왼발을 스텝박스 위에 올린다.

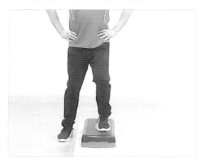

3 오른발을 원래 위치로 내려 준다.

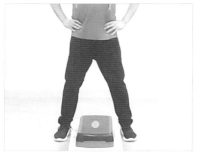

4 왼발을 원래 위치로 내려 준다.

2 다운스텝(세로)

스텝박스를 세로로 놓고 스텝박스 위에 양발을 올린 상태에서 시작한다.

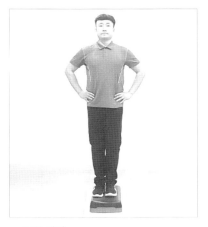

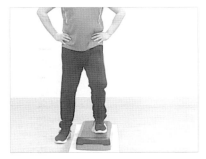

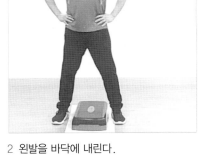

- 준비 자세

자극부위

비복근

가자미근

전경골근

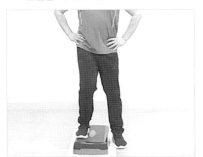

1 오른발을 바닥에 내린다.

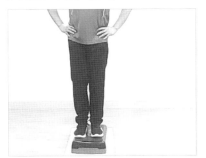

2 왼발을 바닥에 내린다.

3 오른발을 스텝박스 위에 올린다.

4 왼발을 스텝박스 위에 올린다.

3 양발업스텝(세로)

스텝박스를 세로로 놓고 다리 사이에 스텝박스가 오도록 다리를 어깨너비 정도로 벌린다.

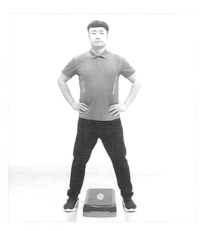

· 준비 자세

자극부위

비복근

가자미근

전경골근

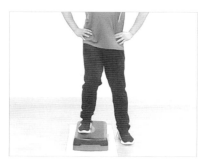

1 오른발을 스텝박스 위에 올린다.

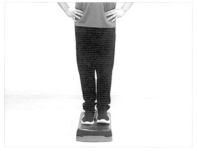

2 왼발을 스텝박스 위에 올린다.

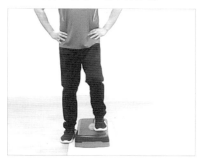

3 오른발을 바닥에 내린다.

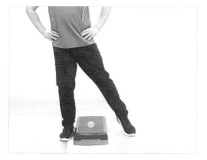

4 왼발을 바닥에 내리며 앞꿈치를 포인트한다. 그리고 시작하는 발을 바꾸어 왼발부터 업스텝을 시작한다.

4 양발다운스텝(세로)

스텝박스를 세로로 놓고 스텝박스 위로 양발을 올린 상태에서 시작한다.

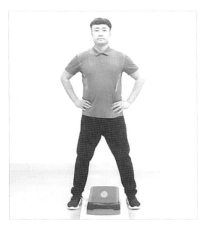

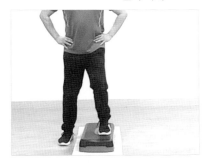

자극부위

비복근

가자미근

전경골근

· 준비 자세

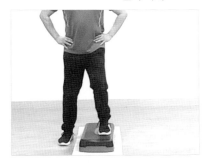

1 오른발을 바닥에 내린다.

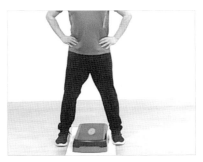

2 왼발을 바닥에 내린다.

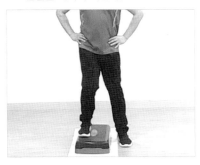

3 오른발을 스텝박스 위에 올린다.

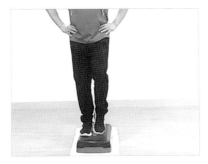

4 왼발을 스텝박스 위에 올리며 앞꿈치를 스텝박스에 포인트한다. 그리고 시작하는 발을 바꾸어 왼발부터 다운스텝을 시작한다.

5 (세로)사이드포인트스텝

스텝박스를 세로로 길게 놓고, 스텝박스 위에 올라간 상태에서 시작한다.

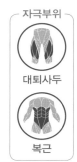
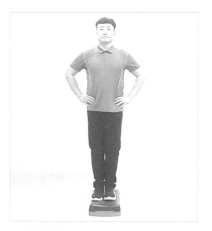

• 준비 자세

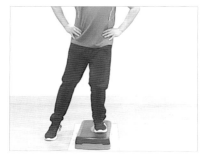

1 오른발을 바닥에 포인트한다.

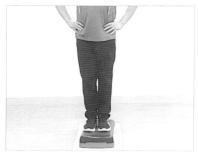

2 오른발을 스텝박스 위에 올린다.

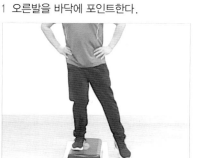

3 왼발을 바닥에 포인트한다.

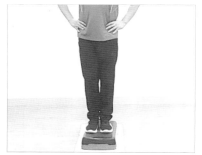

4 왼발을 스텝박스 위에 올린다.

6 사이드점핑스텝(반대 발을 밀어내며 이동하는 스텝

스텝박스를 가로로 길게 놓고, 스텝박스의 왼쪽 사이드에 선다.

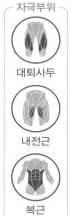
자극부위

대퇴사두

내전근

복근

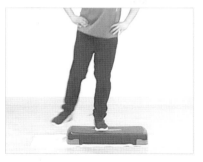

1 오른발을 스텝박스 위에 올린다.

2 오른발을 점프하며 왼발을 스텝박스 위에
   올린다.

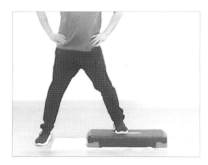

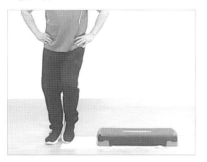

3 오른발을 스텝박스 바닥 오른쪽 끝부분에
   내린다.

4 왼발을 바닥에 내리며 앞꿈치를 포인트한다.

[변형 동작]

❶ 사이드점핑스텝 동작 후 바닥에 있는 발을 니업하여 손으로 터치하는 동작을 할 수 있다.

❷ 사이드점핑스텝 동작 후 바닥에 있는 발을 니업하고 다시 내려 반대 발 포인트 동작을
   할 수 있다.

7 프런트스텝 5모둠 안무

아자아자

안무: 주종민

파트	박자	스텝박스 동작	손동작
전주	16	리듬타기	손허리
	16	사이드스텝	손허리
	16	사이드점핑스텝 (포인트하고 니업하며 무릎 터치)	양팔 번갈아 흔들기
노래 1절	32	업스텝	양팔 흔들기
	32	양발업스텝	양팔 흔들기
	32	(세로)사이드포인트스텝	손허리
	32	(세로)사이드점핑포인트스텝	손허리
간주	16	사이드스텝	양팔 흔들기
	16	사이드점핑스텝 (포인트하고 니업하며 무릎 터치)	양팔 번갈아 흔들기
노래 2절	32	다운스텝	양팔 흔들기
	32	양발다운스텝	양팔 흔들기
	32	(세로)사이드포인트스텝	손허리
	32	(세로)사이드점핑포인트스텝	손허리
	32	바인스텝	손허리
후주	16	사이드스텝	양팔 흔들기
	16	사이드점핑스텝 (포인트하고 니업하며 무릎 터치)	양팔 번갈아 흔들기

QR코드 스캔

음악에 맞추어
스텝박스 동작을
익혀 보세요

2. 백스텝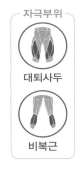

스텝박스의 앞에 서서 기존 스텝들과 동일한 순서로 실시하되 반대 방향으로 한다. 무릎 상해로 수술이나 치료 후, 초기에는 계단을 내려가는 동작이 어렵다. 이때 백스텝 동작을 강도가 낮게 해 주면 계단을 내려가는 데 개입하는 근육, 인대, 건의 재활 치료에 효과가 있다(무릎이 안 좋은 경우 무리하지 않도록 한다). 모든 백스텝 동작은 스텝박스의 앞에서 시작한다.

가. 백스텝 1모둠

1 백라이트기본스텝

양발이 스텝박스 위에 제대로 올라갔는지 잘 확인하여 안전사고를 예방해야 한다.

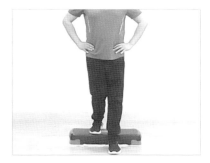

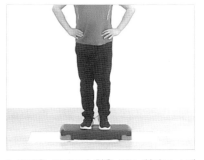

자극부위

대퇴사두

비복근

1 오른발을 스텝박스 위에 올린다.

2 계단을 오르듯이 힘을 주고 왼발도 스텝박스 위에 올린다.

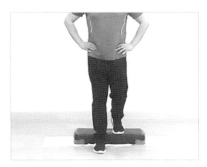

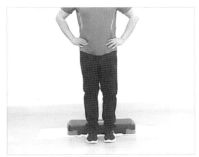

3 다시 원래 위치로 오른발을 바닥에 내려준다.

4 왼발도 따라서 제자리에 돌아온다.

2 백레프트기본스텝

백라이트기본스텝에서 오른발과 왼발만 바꾸어 진행한다.

3 백라이트브이스텝

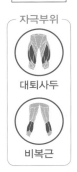

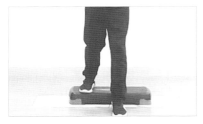

1 오른발을 스텝박스 오른쪽 코너에 올린다.

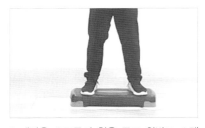

2 계단을 오르듯이 힘을 주고 왼발도 스텝박스 왼쪽 코너에 올린다.

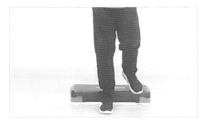

3 다시 원래 위치(가운데)로 오른발을 내려 준다.

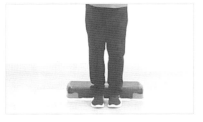

4 왼발도 따라서 제자리(가운데)에 돌아온다.

4 백레프트브이스텝

백라이트브이스텝에서 오른발과 왼발만 바꾸어 진행한다.

5 양발백스텝

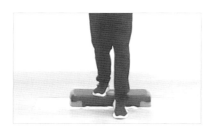

1 오른발을 스텝박스 위에 올린다.

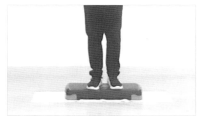

2 계단을 오르듯이 왼발도 스텝박스 위로 올린다.

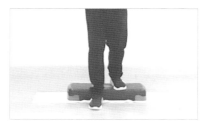

3 오른발을 원래 위치로 내려 준다.

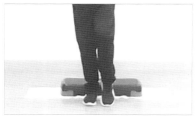

4 왼발을 원래 위치로 내려 주며 앞꿈치로 바닥을 포인트한다.

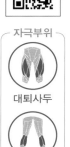

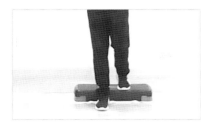

5 왼발부터 다시 스텝박스 위에 올린다.

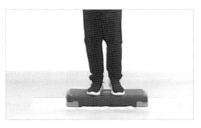

6 계단을 오르듯이 오른발도 스텝박스 위로
올린다.

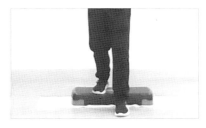

7 왼발을 원래 위치로 내려 준다.

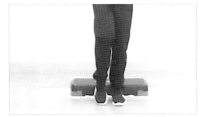

8 오른발을 원래 위치로 내려 주며 앞꿈치
로 바닥을 포인트한다.

6 백세미턴스텝

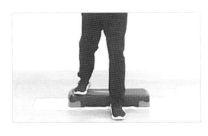

1 오른발을 스텝박스의 오른쪽 코너에 올린다.

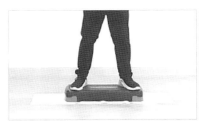

2 왼발도 스텝박스의 왼쪽 코너에 올린다.

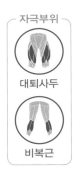

자극부위

대퇴사두

비복근

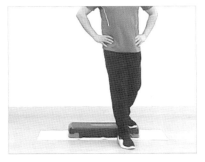

3 오른발을 스텝박스의 왼쪽 45도 방향으
로 내려 준다.

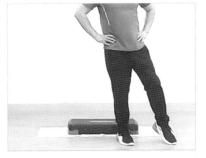

4 왼발을 오른발보다 뒤로 하여 왼쪽 대각
선 방향으로 내려 주고 앞꿈치를 포인트
한다.

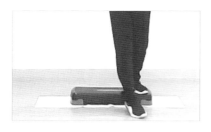 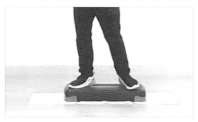

5 왼발을 스텝박스의 왼쪽 코너에 올린다.　　6 오른발도 스텝박스의 오른쪽 코너에 올린다.

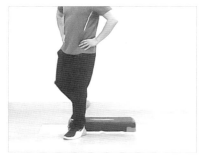 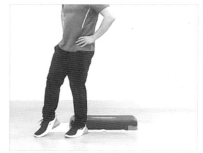

7 왼발을 스텝박스의 오른쪽 45도 방향으　　8 오른발을 왼발보다 뒤로 하여 오른쪽 대
　로 내려 준다.　　　　　　　　　　　　　각선 방향으로 내려 주고 앞꿈치를 포인
　　　　　　　　　　　　　　　　　　　　트한다.

7 백라이트니업스텝

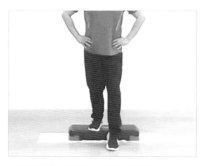 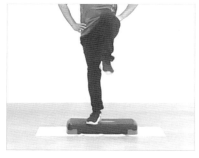

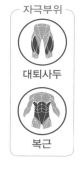

자극부위

대퇴사두

복근

1 오른발을 스텝박스 위에 올린다.　　2 발목에 힘을 빼고 왼쪽 무릎을 접어 올린다.

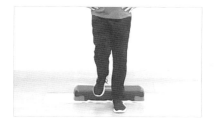 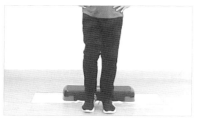

3 왼발을 바닥에 내려놓는다.　　4 오른발을 바닥에 내려놓는다.

[변형 동작] 양손 머리에 대고 니업스텝 동작을 하거나, 두 손 깍지 끼고 니업 스텝 동작을
한다.

8 백레프트니업스텝

백라이트니업스텝에서 오른발과 왼발만 바꾸어 진행한다.

9 백라이트점프니업스텝

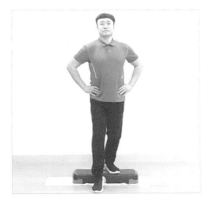

1 오른발을 스텝박스 위에 올린다.

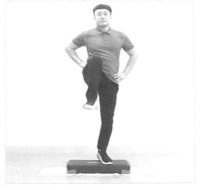

2 발목에 힘을 빼고 왼쪽 무릎을 접어 올린다.

자극부위

대퇴사두

복근

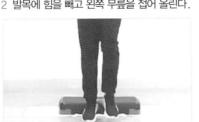

3 왼발을 바닥에 내려놓는다.

4 점프하며 오른발을 바닥에 내려놓는다.

10 백레프트점프니업스텝

백라이트점프니업스텝에서 오른발과 왼발만 바꾸어 진행한다.

11 백양발니업스텝

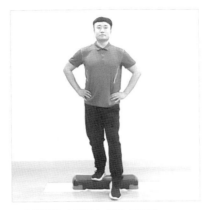

1 오른발을 스텝박스 위에 올린다.

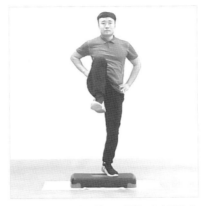

2 발목에 힘을 빼고 왼쪽 무릎을 접어 올린다.

자극부위

대퇴사두

복근

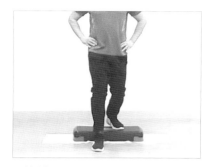

3 왼발을 바닥에 내려놓는다.

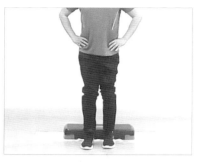

4 오른발을 바닥에 내려놓으며 앞꿈치를 포인트한다.

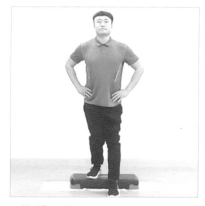

5 왼발을 스텝박스 위에 올린다.

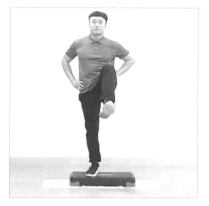

6 발목에 힘을 빼고 오른쪽 무릎을 접어 올린다.

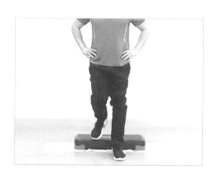

7 오른발을 바닥에 내려놓는다.

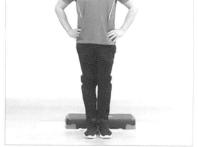

8 왼발을 바닥에 내려놓으며 앞꿈치를 포인트한다.

12 백 양발점프니업스텝

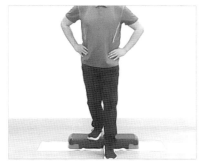

1 오른발을 스텝박스 위에 올린다.

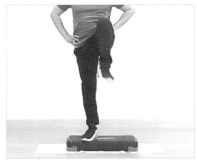

2 왼발의 무릎을 접어 올린다.

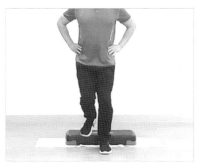

3 왼발을 바닥에 내려놓는다.

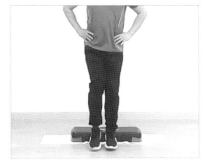

4 점프하며 오른발을 바닥에 내려놓는다.

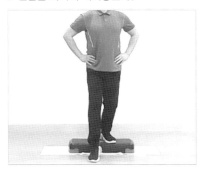

5 왼발을 스텝박스 위에 올린다.

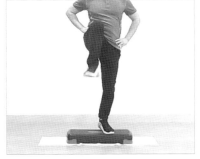

6 오른발 무릎을 접어 올린다.

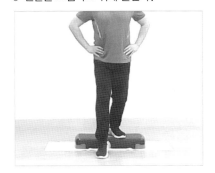

7 오른발을 바닥에 내려놓는다.

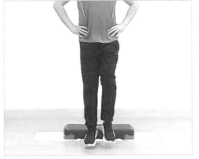

8 점프하며 왼발을 바닥에 내려놓는다.

13 백라이트사이드스텝

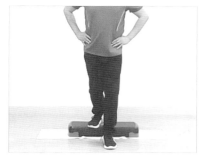

1 오른발을 스텝박스 위에 올린다.

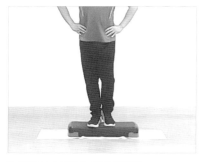

2 왼발도 스텝박스 위에 올린다.

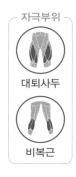

자극부위

대퇴사두

비복근

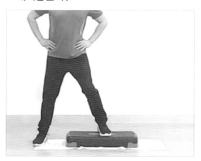

3 오른발을 스텝박스 오른쪽 사이드 바닥에 내려놓는다.

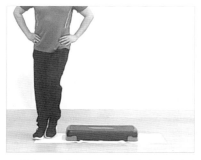

4 왼발도 스텝박스 오른쪽 사이드 바닥에 내려놓으며 앞꿈치를 포인트한다.

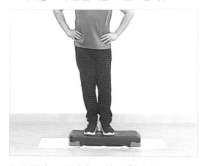

5 다시 왼발을 스텝박스 위로 올린다.

6 오른발도 스텝박스 위로 올린다.

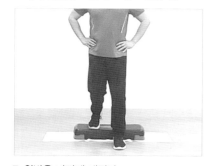

7 왼발을 바닥에 내린다.

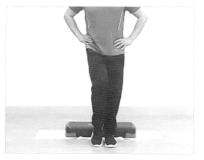

8 오른발을 바닥에 내린다.

14 백레프트사이드스텝

위의 백라이트사이드스텝에서 오른발과 왼발만 바꾸어 진행한다.

15 백양발사이드스텝

백라이트사이드스텝과 백레프트사이드스텝을 교대로 실시한다.

16 백라이트업포인트스텝

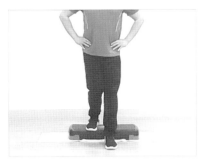

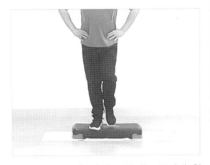

1 오른발을 스텝박스 위에 올린다.

2 오른발 무릎을 살짝 구부리는 동시에 왼발을 위로 올리며 앞꿈치로 스텝박스를 포인트한다.

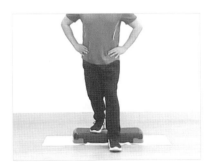

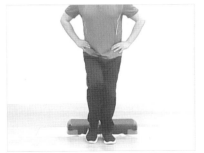

3 왼발을 원래 위치로 내려 준다.

4 오른발을 원래 위치로 내려 주며 앞꿈치로 바닥을 포인트한다.

17 백레프트업포인트스텝

백라이트업포인트스텝에서 오른발과 왼발만 바꾸어 진행한다.

[변형 동작] 양 팔꿈치를 직각으로 구부리고 덤벨 플라이 자세로 팔을 벌렸다 오므렸다 하며 실시한다.

나. 백스텝 1모둠 안무

60's cardin

안무: 주종민

파트	박자	스텝박스 동작	손동작(생략 가능)
전주	32	리듬타기	32(박수 2번)
	32	백라이트기본스텝	16−8(박수 3번)−8(박수 3번)
노래 1절	32	백레프트기본스텝	16−16(박수 2번)
	32	백라이트브이스텝	
	32	백레프트브이스텝	16−16(박수 2번)
	32	양발백스텝	
간주1	32	백세미턴스텝	8박마다 박수 3번
간주2	32	백양발니업스텝	32(박수 2번)
	32	백양발점프니업스텝	
노래2절	32	백라이트사이드스텝	
후주1	32	백레프트사이드스텝	8박마다 박수 3번
후주2	32	백양발사이드스텝	
	32	백양발스텝	

QR코드 스캔
음악에 맞추어
스텝박스 동작을
익혀 보세요

제5장

스텝박스 급수제 운영 방법

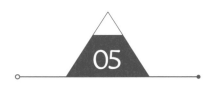

스텝박스 급수제 운영 방법

사람들은 이루고자 하는 목표가 있을 때 더욱 흥미와 관심을 가지고 운동에 참여할수 있다. 스텝박스 운동도 마찬가지이다. 급수제를 구성하여 목표를 정해 놓고 스텝박스 기본 동작들을 익히면 운동 효율성이 더욱 높아질 것이다. 이번 장에서는 스텝박스 기본스텝을 응용하는 방법과 줄넘기 기본스텝, 줄넘기 동작 등을 결합하여 급수제를 구성한 예를 소개하고자 한다.

1. 급수제 안무 구성의 원리 📊

1 9급~1급의 총 9급으로 구성하였다. 학생들의 경우 여름, 겨울 휴가(또는 방학) 기간을 제외한 약 9개월 동안 실제적으로 학교에 등교하므로 한 달에 한 급수 정도 동작을 반복 숙달하도록 의도하였다.

2 9급에서 급수가 올라갈수록 동작의 난이도가 높아지도록 구성하였다.

3 9급 동작은 쉬운 동작으로 구성하여 운동 기능이 다소 떨어지는 사람(학생)들도 성공의 성취감과 흥미를 가지고 참여할 수 있도록 하였다.

4 오른발부터 시작하는 동작과 왼발부터 시작하는 동작을 골고루 조합하여 신체 양쪽이 골고루 발달할 수 있도록 하였다.

2. 급수제 동작의 활용 방법 📖

1 매달 목표하는 급수제를 정하여 이를 달성하기 위한 노력을 할 수 있다.

2 스텝박스 운동에 참여하는 사람의 수준에 따라 급수별 동작 내용의 양이 적을 수 있다. 이런 경우에는 2~3개의 급수 동작 안무를 이어서 활용할 수 있다. 또는 짝수 급수제 동작끼리, 홀수 급수제 동작끼리 이어서 활용할 수도 있다.

3 A팀과 B팀으로 팀을 나누어 서로 마주 보고 16박자씩 주고받기 형식으로 운영할 수도 있다.

4 급수제 동작들을 활용하여 발표회 등에 발표용 안무로 활용할 수도 있다.

3. 급수제 구성 예 🖩

가. 급수제 기본형

1 기본스텝 응용 동작들로 구성하였다.

2 32박자씩 총 4부분으로 구성되어 있으며 앞의 두 부분은 오른발부터 동작을 시작하고, 뒤의 두 부분은 왼발부터 동작을 시작한다.

3 각 급수별 시연 동작은 QR코드에 링크된 동작을 참고한다.

스텝박스 급수표(기본형)

안무: 주종민

급수 / 박자	9	8	7	6	5
32	기본스텝	팔 흔들기	팔 흔들기	팔 흔들기	팔 흔들기
32	팔 흔들기	거리 변화	내려오며 점프	모두 점프	양발스텝
32	기본스텝(윈)	팔흔들기(윈)	팔 흔들기(윈)	팔 흔들기(윈)	팔 흔들기(윈)
32	팔 흔들기(윈)	거리 변화(윈)	올라가며점프(윈)	모두 점프(윈)	양발스텝(윈)

급수 / 박자	4	3	2	1
32	양발스텝	양발스텝	양발스텝	양발스텝
32	양발스텝 내려오며 점프	사이드스텝	양발사이드스텝	양발사이드스텝 내려올 때 점프
32	양발스텝(윈)	양발스텝(윈)	양발스텝(윈)	양발스텝(윈)
32	양발스텝 (윈) 내려오며 점프	사이드스텝(윈)	양발사이드스텝 (왼쪽부터)	양발사이드스텝 내려올 때 점프 (왼쪽부터)

나. 줄넘기 기본스텝을 결합한 스텝박스 급수제

1 급수제 기본형의 32박자를 8박자씩 나누어 각각 스텝박스 동작 8박자, 줄넘기 기본스텝 동작 8박자 순으로 번갈아 가며 구성하였다.

2 기존 급수제 기본형에 비하여 점프 동작이 많으므로 운동량을 더욱 늘릴 수 있다.

3 기본스텝 종류에 변화를 주어 급수제를 운영할 수도 있다.

스텝박스 급수표(줄넘기 기본스텝을 결합)

안무: 주종민

급수 \ 박자	9	8	7	6	5
8	기본스텝	팔 흔들기	팔 흔들기	팔 흔들기	팔 흔들기
8	양발모아뛰기	번갈아뛰기	번갈아두박자뛰기	십자뛰기	가위바위보뛰기
8	기본스텝	팔 흔들기	팔 흔들기	팔 흔들기	팔 흔들기
8	양발모아뛰기	번갈아뛰기	번갈아두박자뛰기	십자뛰기	가위바위보뛰기
8	팔 흔들기	거리 변화	내려오며 점프	모두 점프	양발스텝
8	양발모아뛰기	번갈아뛰기	번갈아두박자뛰기	십자뛰기	가위바위보뛰기
8	팔 흔들기	거리 변화	내려오며 점프	모두 점프	양발스텝
8	양발모아뛰기	번갈아뛰기	번갈아두박자뛰기	십자뛰기	가위바위보뛰기
8	기본스텝(왼)	팔 흔들기(왼)	팔 흔들기(왼)	팔 흔들기(왼)	팔 흔들기(왼)
8	양발모아뛰기	번갈아뛰기	번갈아두박자뛰기	십자뛰기	가위바위보뛰기
8	기본스텝(왼)	팔 흔들기(왼)	팔 흔들기(왼)	팔 흔들기(왼)	팔 흔들기(왼)
8	양발모아뛰기	번갈아뛰기	번갈아두박자뛰기	십자뛰기	가위바위보뛰기
8	팔 흔들기(왼)	거리 변화(왼)	올라가며 점프(왼)	모두 점프(왼)	양발스텝(왼)
8	양발모아뛰기	번갈아뛰기	번갈아두박자뛰기	십자뛰기	가위바위보뛰기
8	팔 흔들기(왼)	거리 변화(왼)	올라가며 점프(왼)	모두 점프(왼)	양발스텝(왼)
8	양발모아뛰기	번갈아뛰기	번갈아두박자뛰기	십자뛰기	가위바위보뛰기

급수 박자	4	3	2	1
8	양발스텝	양발스텝	양발스텝	양발스텝
8	앞흔들어뛰기	뒤들어모아뛰기	옆흔들어뛰기	지그재그뛰기
8	양발스텝	양발스텝	양발스텝	양발스텝
8	앞흔들어뛰기	뒤들어모아뛰기	옆흔들어뛰기	지그재그뛰기
8	양발스텝 모두 점프	사이드스텝	양발사이드스텝	양발사이드스텝 내려올 때 점프
8	앞흔들어뛰기	뒤들어모아뛰기	옆흔들어뛰기	지그재그뛰기
8	양발스텝 모두 점프	사이드스텝	양발사이드스텝	양발사이드스텝 내려올 때 점프
8	앞흔들어뛰기	뒤들어모아뛰기	옆흔들어뛰기	지그재그뛰기
8	양발스텝(왼)	양발스텝(왼)	양발스텝(왼)	양발스텝(왼)
8	앞흔들어뛰기	뒤들어모아뛰기	옆흔들어뛰기	지그재그뛰기
8	양발스텝(왼)	양발스텝(왼)	양발스텝(왼)	양발스텝(왼)
8	앞흔들어뛰기	뒤들어모아뛰기	옆흔들어뛰기	지그재그뛰기
8	양발스텝(왼) 모두 점프	사이드스텝(왼)	양발사이드스텝 (왼쪽부터)	양발사이드스텝 내려올 때 점프 (왼쪽부터)
8	앞흔들어뛰기	뒤들어모아뛰기	옆흔들어뛰기	지그재그뛰기
8	양발스텝(왼) 모두 점프	사이드스텝(왼)	양발사이드스텝 왼쪽부터)	양발사이드스텝 내려올 때 점프 (왼쪽부터)
8	앞흔들어뛰기	뒤들어모아뛰기	옆흔들어뛰기	지그재그뛰기

QR코드 스캔

음악에 맞추어
급수제 동작을
익혀 보세요

제6장

줄텝박스
운동 방법

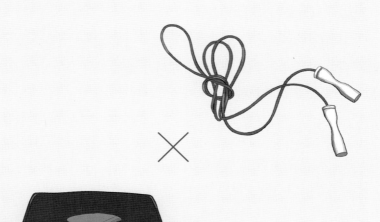

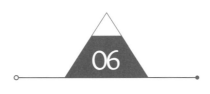

줄텝박스 운동 방법

줄텝박스란? 저자가 개발한 새로운 운동 방법으로, 줄넘기와 스텝박스 운동을 결합한 것이다.

1. 줄텝박스 운동 개발 배경 💡

가. 줄넘기 운동이 가지는 한계점

줄넘기 운동은 전신운동으로 장점이 매우 많지만 상하 점프를 반복하는 운동이므로 근육뿐만 아니라 발목이나 무릎 관절에도 부하가 많이 가는 운동이다. 점프를 할 때 무릎이 받는 하중은 본인 체중의 5배에 이를 정도이다.

나. 줄넘기 운동이 가지는 한계의 극복 방법

1️⃣ 줄넘기 운동을 꾸준히 하면 운동량을 늘릴 수 있다. 그러나 운동량이 늘어남에 따라 무릎이 받는 충격과 부담이 늘어나게 된다. 관절이나 인대는 근육처럼 단련시킬 수 있는 곳이 아니기 때문이다.

2️⃣ 무릎 관절이나 인대를 직접 단련시킬 수는 없지만 무릎 주변의 근육을 단련시켜 줌으로써 무릎 관절과 인대가 받는 부담을 줄일 수 있다.

다. 대퇴사두근 운동의 효과

1️⃣ 무릎 관절과 인대 보호를 위해 단련시킬 수 있는 무릎 주변의 근육 중 가장 효과가 큰 부위는 대퇴사두근이다.

2️⃣ 대퇴사두근은 주로 단거리 달리기 선수나 축구 선수, 사이클 선수들에게 발달된 근육인데, 대퇴사두근이 발달하면 무릎을 안정적으로 잡아 주어 인대나 관절에 스트레스가 덜 간다고 한다.

라. 대퇴사두근 운동 방법

1 대퇴사두근을 단련할 수 있는 대표적인 운동에는 헬스장에서 할 수 있는 레그레이즈, 레그익스텐션 등의 운동기구를 이용한 방법과, 실내 자전거 타기, 스쿼트, 스텝박스 등이 있다.

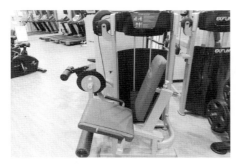
· 레그레이즈

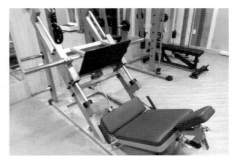
· 레그익스텐션

2 레그레이즈, 레그익스텐션과 같은 기구를 이용한 운동의 경우 효과가 좋지만, 이런 운동 기구를 이용하기 위해서 헬스장에 직접 가야 하는 번거로움이 있고 이용할 수 있는 대상이 제한적이다(학생들이 이용하기에는 부적합).

3 실내 자전거의 경우 가정에서도 손쉽게 운동을 할 수 있는 장점이 있지만 구입 시 비용이 다소 부담된다는 단점이 있다.

마. 줄텝박스 운동의 개발

줄넘기 운동에 남녀노소 누구나 활용이 가능하고 비용도 경제적이며 대퇴사두근 운동에 효과적인 스텝박스 운동을 결합시킨다면 반복적인 점프 운동인 줄넘기를 할 때 무릎에 부담을 덜어 주고, 줄넘기 운동으로 자극하기 어려운 근육들을 단련시켜 줌으로써 줄넘기가 가지고 있는 한계를 극복하고, 진정한 전신운동이 될 수 있을 것이다.

2. 줄텝박스 운동 방법 📖

가. 줄 넘는 동작과 스텝박스 스텝 동작의 결합 방법

1 스텝박스를 설치하고 줄 넘는 동작을 하기 위해서는 줄이 다른 사람과 스텝박스에 걸리지 않도록 여유 있는 공간 확보가 필요하다.

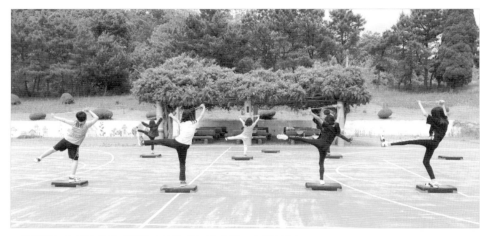

• 줄텝박스 운동을 위해 개인별로 여유 있는 공간 확보가 필요하다.

2 줄을 넘다가 스텝박스 동작을 하기 위해 줄이 동작에 방해가 되지 않도록 몸에 줄을 지니는 다양한 방법을 이용한다. 목걸이 줄 지니기 방법, 줄을 반으로 접어 지니기 방법, 가방줄 지니기 방법 등의 여러 가지를 이용하여 동작을 하도록 구성하였다.

나. 줄을 지니는 방법을 배우기 전에 꼭 알아 두어야 할 줄넘기 기술

줄을 지니는 방법을 하기 위하여 알아야 할 줄넘기 동작에 관한 용어와 기술을 알아보자.

1 8자 돌리기 느리게

(1) 뜻

줄이 몸 앞에서 누운 8자 모양으로 움직이므로 '8자돌리기'라 한다. 2박자마다 줄을 바닥에 한 번씩 치게 된다.

(2) 손잡이 잡는 법

두 손바닥이 마주 보게 손잡이를 잡되, 가볍게 붙여서 잡는다. 왜냐하면 두 손잡이 사이의 거리가 멀리 떨어지게 되면 8자돌리기가 예쁜 모양으로 되기 어렵기 때문이다.

(3) 손잡이의 위치

줄을 넘는 동작과 다르게 배꼽 위치이다.

(4) 방법

❶ 줄이 돌아갈 때 어깨를 중심으로 줄이 몸의 가운데를 지나가게 한 후, 하나에 왼쪽 바닥을 치고 나서 올라간 줄을 오른쪽 바닥에 쳐 준다.

❷ 방향을 바꿔 주는 타이밍(짝수박)은 줄이 위에 있을 때이다.

❸ 줄이 바닥을 칠 때마다 무릎에 반동을 주면 리듬감을 더욱 살릴 수 있다.

❹ 8자돌리기를 할 때 팔을 너무 위로 들지 않도록 주의해야 한다.

2 되돌리기

(1) 뜻

줄이 바닥을 치지만 넘지 않고 다시 돌아오는 기술이다.

(2) 연습 방법

❶ 줄 없이 시작한다. 8자돌리기 하듯이 양손을 손등이 앞을 보게끔 왼쪽으로 내린다.

❷ 앞에 있는 손과 뒤에 있는 손으로 동시에 동작을 취하는데, 오른손(앞에 있는 손)은 물건을 상대방에게 건네주는 듯한 자세(파이팅 포즈)를 취하고, 왼손은 몸의 옆 라인과 일직선이 되었을 때 허리 뒤로 돌려 허리 끝까지 보내 준다.

❸ 허리 뒤로 갔던 왼손과 오른손을 원위치시킨다.

❹ 앞멈춤 자세로 마무리한다.

※ ❶, ❷ 동작을 한 번에 연결하여 시도해 보게 하면 대부분의 학생들이 성공한다.

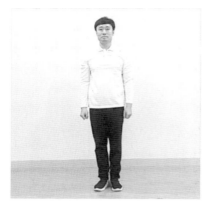

1 준비 자세

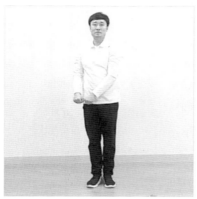

2 ❶번 동작

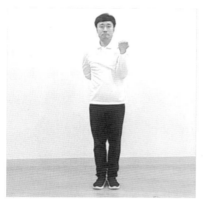

3 ❷번 동작

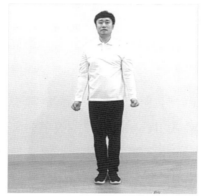

4 ❸번 동작

다. 줄을 몸에 지니는 방법

❶ 목걸이 줄 지니기 방법

(1) 목에 줄 지니기 동작(8박자)

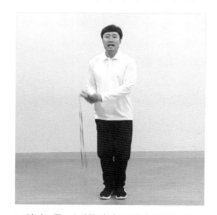

1 하나, 둘: 8자돌리기 느리게 오른쪽 동작
하기

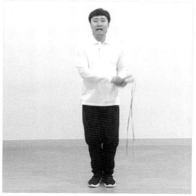

2 셋, 넷: 8자돌리기 느리게 왼쪽 동작하기

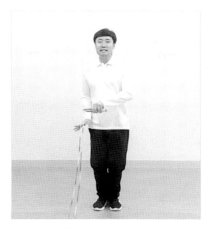

3 다섯: 8자돌리기 느리게 오른쪽 동작을
하며 줄을 왼손에 모아 잡기

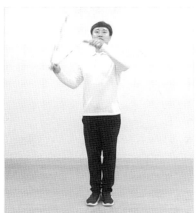

4 여섯: 오른손으로 줄 부분을 잡기

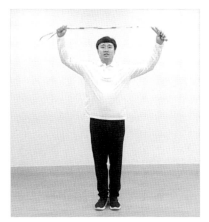

5 일곱: 줄을 목 뒤로 들어 올리기

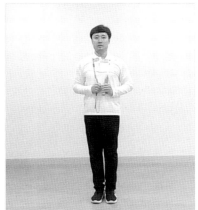

6 여덟: 줄을 목에 걸기

Tip 1

8번째 박자에 줄을 목에 걸고 8박자 동안 걷기 동작을 하며 스텝박스에 다가가 스텝을 할 준비를
한다.

(2) 줄을 풀어 줄 넘을 수 있는 상태를 만드는 동작(8박자임)

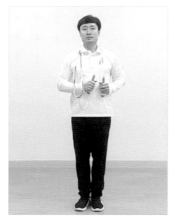 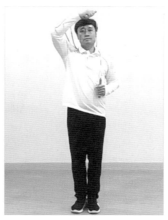 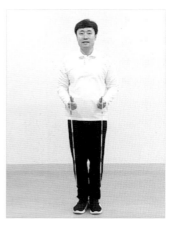

1 하나, 둘: 오른손으로 오른쪽 손잡   2 셋, 넷: 오른쪽 손잡이를 주로 돌   3 다섯~여덟: 줄을 몸 뒤로 보내
   이를 잡고 왼손을 목에 건 줄 아래   려서 줄을 푼다.   넘을 준비를 한다.
   쪽으로 넣어 왼쪽 손잡이를 잡는다.

Tip 2

> 8번째 박자에 줄을 넘을 준비를 한 후, 8박자 동안 뒤로 조금씩 걷기 동작을 하며 스텝박스에
> 줄이 부딪히지 않게 넘을 수 있는 공간을 확보한다.

2 줄을 반으로 접어 지니는 방법(8박자)

목에 줄을 파지하는 동작에 비하여 팔이 자유롭기 때문에 팔 동작을 할 필요가
있을 때 활용한다. 예를 들어, 스텝박스 동작 중 거리에 변화를 주어 내려오는
동작을 할 때 팔을 앞으로 쭉 뻗는 동작을 해 줘야 하므로 이때 활용하면 적합한
줄을 몸에 지니는 방법이다.

(1) 줄을 반으로 접어 지니는 동작(8박자)

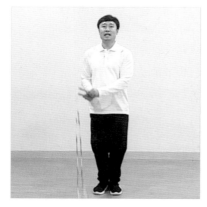 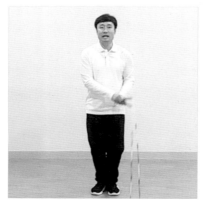

1 하나, 둘: 8자돌리기 느리게 오른쪽 동작   2 셋, 넷: 8자돌리기 느리게 왼쪽 동작을 한다.
   을 한다.

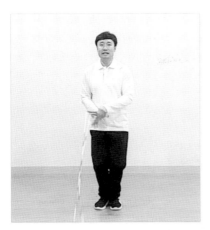

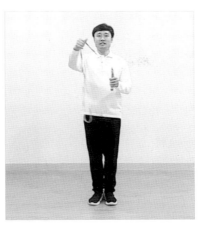

3 다섯: 8자돌리기 느리게 오른쪽을 하며 줄을 왼손에 모아 잡는다.

4 여섯: 왼손 엄지손가락을 줄 가운데 부분에 대며 왼팔을 위로 들고 오른팔을 살짝 아래로 내린다.

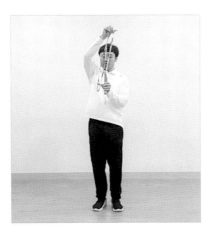

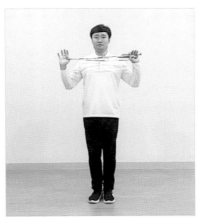

5 일곱: 왼손 검지손가락을 줄 사이에 끼운다.

6 여덟: 줄을 팽팽하게 하여 가슴 높이에 둔다.

Tip 3

줄을 반으로 접어 지닌 후, 그다음 8박자 동안 스텝박스 스텝 동작을 할 수 있도록 스텝박스에 다가간다.

(2) 줄을 풀어 줄 넘을 수 있는 상태를 만드는 동작(8박자)

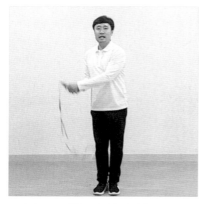

1 하나, 둘: 왼손 검지손가락을 줄에서 빼고 오른쪽 8자돌리기를 하며 양손으로 손잡이를 잡는다.

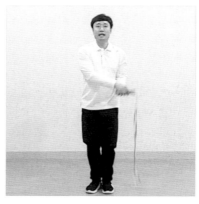

2 셋, 넷: 8자돌리기 느리게 왼쪽 동작을 한다.

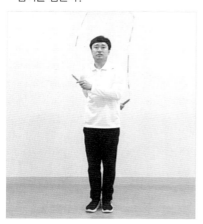

3 다섯, 여섯: 왼쪽 되돌리기 느리게 동작을 한다.

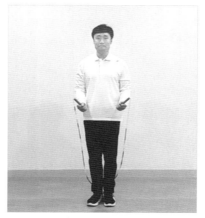

4 일곱, 여덟: 줄을 뒤로 보내고 줄을 넘을 준비를 한다.

Tip 4

그다음 8박자에 걷기 동작을 하며 줄을 넘을 때 스텝박스에 걸리지 않게 스텝박스와 거리를 확보한다.

3 가방끈 지니기 방법

(1) 가방끈 줄 지니는 동작(8박자)

앞의 두 가지 방법과는 다르게 한 동작씩 끊어서 하지 않고 이어서 동작을 한다. 8박자 안에 줄을 반으로 접어 왼쪽 어깨로부터 오른쪽 허리 방향의 대각선으로 줄을 매고 두 줄 사이의 공간에 손잡이를 집어넣은 후 정리한다.

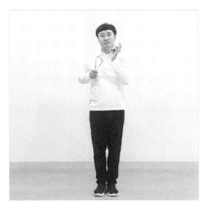 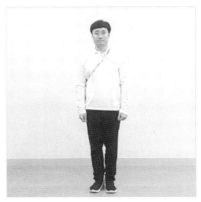

1 줄을 반으로 접어 대각선으로 매고 줄 사 2 가방끈 지니기 방법
이의 공간에 손잡이를 넣는다.

(2) 줄을 풀어 넘을 수 있는 상태를 만드는 동작(8박자임)

8박자 안에 두 줄 사이의 공간에 넣었던 손잡이를 꺼내 허리 뒤에서 오른손과
왼손에 줄넘기 손잡이를 각각 나누어 잡은 후 줄을 넘을 준비를 한다.

스텝박스 급수표(줄템박스 동작을 결합)

급수\박자	9	8	7	6	5	4	3	2	1
16	목걸이 지나기	줄 밖으로 접어 지나기	가방끈 지나기	가방끈 지나기	목걸이 지나기	목걸이 지나기	목걸이 지나기	목걸이 지나기	줄 밖으로 접어 지나기
16	기본스텝	거리 변화	내려오며 점프	모두 점프	양발스텝	양발스텝 모두 점프	사이드 스텝	양쪽사이드 스텝	양쪽 사이드 스텝 내려올 때 점프
16	줄 넘음 준비하기	줄 넘음 준비하기	줄 넘음 준비하기	줄 넘음 준비하기	줄 넘음 준비하기	줄 넘음 준비하기	줄 넘음 준비하기	줄 넘음 준비하기	줄 넘음 준비 하기
16	양발모아 뛰기	양발모아 뛰기	번갈아 뛰기	번갈아 뛰기	번갈아 두박자뛰기	번갈아 두박자뛰기	가위바위 보 뛰기	가위바위보 뛰기	뒤틀어모아 뛰기
16	목걸이 지나기	줄 밖으로 접어 지나기	가방끈 지나기	가방끈 지나기	목걸이 지나기	줄 밖으로 접어 지나기	목걸이 지나기	목걸이 지나기	줄 밖으로 접어 지나기
16	기본스텝 (왼)	거리 변화 (왼)	올라가며 점프(왼)	모두 점프 (왼)	양발스텝 (왼)	양발스텝 (왼) 모두 점프	사이드스 텝(왼)	양쪽 사이 드스텝(왼)	양쪽 사이드 스텝 내려올 때 점프(왼)
16	줄 넘음 준비하기	줄 넘음 준비하기	줄 넘음 준비하기	줄 넘음 준비하기	줄 넘음 준비하기				
16	양발모아 뛰기	양발모아 뛰기	번갈아 뛰기	번갈아 뛰기	번갈아 두박자뛰기				

QR코드 스캔
음악에 맞추어
줄템박스 동작을
익혀 보세요

제7장

스텝박스 순환운동

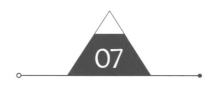

스텝박스 순환운동

순환운동은 근력운동과 유산소 운동을 섞어서 실시하는 것을 말한다. 각 운동마다 일정한 시간을 정해 놓고 하는 것이 일반적이나, 저자는 시간 대신 박자 개념을 이용하여 음악의 박자에 맞추어 일정 박씩 끊어서 하는 것으로 순환운동을 구성해 보고자 한다.

여기에서 제시하는 프로그램들은 각각 3세트씩 실시함을 원칙으로 하나 개인의 운동 능력에 따라 난이도를 각자 조절하여 실시하면 좋다. 스텝박스 기본스텝을 익혔다면 이제는 순환운동을 위한 스텝박스 헬스트레이닝 동작을 익혀 보자!

1. 상체 운동 방법

가. 덤벨을 이용한 동작

덤벨 동작 연습을 하고, 스텝 동작 연습 후 덤벨 동작과 스텝 동작을 결합한다. 운동 강도를 조절하는 방법은 박자에 변화를 주는 것이다. 16박자, 8박자, 4박자, 2박자 등에 맞추어 동작을 할 수 있다. 각 박자를 반으로 나누어 반은 근육을 수축해 주는 동작에, 나머지 반은 근육을 이완시켜 주는 동작에 사용한다.

예를 들어, 16박자로 덤벨컬 동작을 하는 경우 아령을 들어 올리며 8박자 동안 그 자세를 유지하다가 아령을 내리며 나머지 8박자 동안 또 그 자세를 유지한다. 일반적으로 박자가 짧아질수록 중량이 있는 아령을 들어 올리는 횟수가 늘어나기 때문에 운동 강도가 늘어나게 된다.

앞으로 나올 동작들에 공통으로 적용되는 스텝 동작 설명은 다음과 같다.

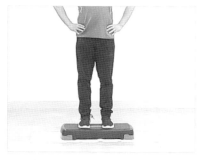

1 스텝박스 위에 양발을 올린 상태로 시작한다.

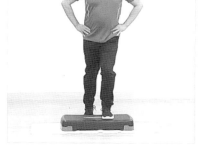

2 오른발을 바닥에 포인트한다.

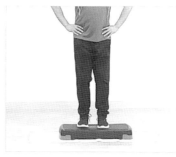

3 오른발을 다시 스텝박스 위로 올린다.

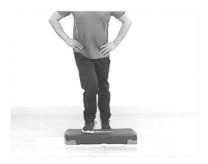

4 왼발을 바닥에 포인트한다.

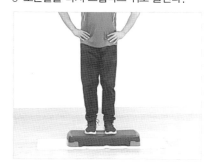

5 왼발을 다시 스텝박스 위로 올린다.

1 덤벨 1개를 이용한 동작

(1) 덤벨 오버헤드 트라이셉스 익스텐션

한 손에 아령 1개를 잡고 하거나 아령 1개를 두 손에 모아 잡고 동작을 할 수 있다.

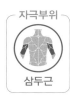

자극부위

삼두근

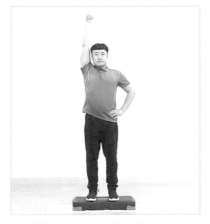

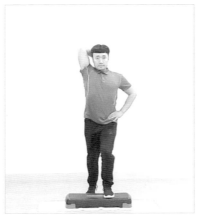

1 덤벨을 머리 위로 쭉 들어 올린 상태로 준비 자세를 취한다.

2 팔꿈치를 구부리며 덤벨을 천천히 머리 뒤로 내리고 오른발을 바닥에 포인트한다.

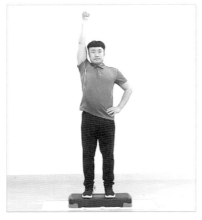

4 팔꿈치를 구부리며 덤벨을 천천히 머리 뒤로 내리고 왼발을 바닥에 포인트한다.

5 덤벨을 머리 위로 쭉 올리며 왼발을 다시 스텝박스 위로 올린다.

3 덤벨을 머리 위로 쭉 올리며 오른발을 다시 스텝박스 위로 올린다.

Tip 1
팔꿈치의 위치가 변하지 않도록 고정된 상태로 동작을 해야 운동 효과가 크다.

(2) 덤벨 1개를 이용한 스텝박스 안무

animals

(총 3세트를 실시)

안무: 주종민

파트	박자	스텝박스 동작	손동작
전주	4	리듬타기	손허리
노래 1절	32	덤벨 오버헤드 트라이셉스 익스텐션	오른손 덤벨, 왼손 손허리
	32	덤벨 오버헤드 트라이셉스 익스텐션	왼손 덤벨, 오른손 손허리
	32	덤벨 오버헤드 트라이셉스 익스텐션	양손 덤벨
	32	덤벨 오버헤드 트라이셉스 익스텐션	오른손 덤벨, 왼손 손허리
노래 2절	32	덤벨 오버헤드 트라이셉스 익스텐션	왼손 덤벨, 오른손 손허리
	32	덤벨 오버헤드 트라이셉스 익스텐션	양손 덤벨
	32	덤벨 오버헤드 트라이셉스 익스텐션	양손 덤벨
후주	8	덤벨 오버헤드 트라이셉스 익스텐션	양손 덤벨

QR코드 스캔

음악에 맞추어
상체운동 동작을
익혀 보세요

2 덤벨 2개를 이용한 동작

(1) 덤벨컬

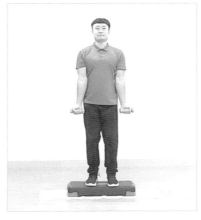 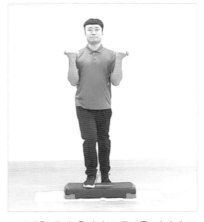

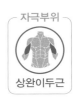
자극부위
상완이두근

1 덤벨을 손바닥이 정면을 향하도록 하여　　2 덤벨을 들어 올리며 오른발을 바닥에 포
잡고 준비 자세를 취한다.　　　　　　　　인트한다.

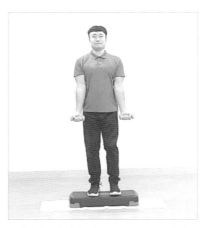

4 덤벨을 손바닥이 몸 쪽으로 오도록 잡고
덤벨을 들어 올리며 왼발을 바닥에 포인
트한다.

5 양손을 내리며 왼발을 다시 스텝박스 위
로 올린다.

3 양손을 내리며 오른발을 다시 스텝박스
위로 올린다.

Tip 2

❶ 덤벨컬 동작을 하는 동안 팔꿈치의 위치를 고정하여 팔꿈치가 움직이지 않도록 해야 한다.
❷ 운동 효과를 높이기 위해 들어 올린 아령을 내릴 때 아령을 완전히 내리지 않고 약간 덜 내
려서 긴장감을 유지하도록 한다.

---

(2) 덤벨해머컬

동작은 덤벨컬과 동일하지만, 덤벨해머컬은 덤벨을 두 손바닥이 마주 보게 잡
고 실시한다.

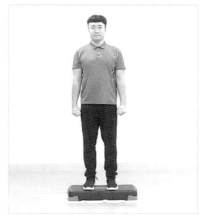

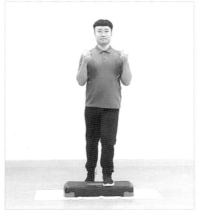

자극부위
상완이두근

1 덤벨 해머컬 준비 자세

2 덤벨 해머컬 두 번째 동작

Tip 3

덤벨해머컬 동작을 하는 동안 팔꿈치의 위치를 고정하여 팔꿈치가 움직이지 않도록 해야 한다.

(3) 덤벨 사이드레터럴레이즈

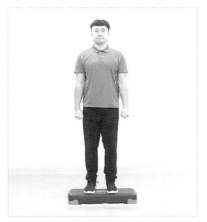

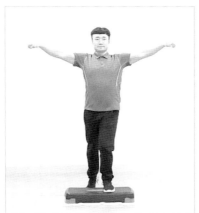

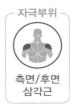
자극부위
측면/후면
삼각근

3 양손에 덤벨을 잡고 준비 자세를 취한다.

4 양팔을 뻗은 채, 양손에 덤벨을 잡고 어깨
높이까지 올리며 오른발을 바닥에 포인트
한다.

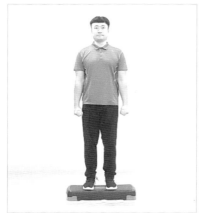

6 양팔을 뻗은 채, 양손에 덤벨을 잡고 어깨높이까지 올리며 왼발을 바닥에 포인트한다.

7 양손을 내리며 왼발을 다시 스텝박스 위로 올린다.

5 양손을 내리며 오른발을 다시 스텝박스 위로 올린다.

Tip 4
❶ 덤벨을 올리는 동작을 할 때 팔을 어깨 높이 이상으로 올리게 되면 어깨 부상의 위험이 있으므로 어깨 높이 정도로만 올리도록 한다.
❷ 들어 올린 아령을 내릴 때 완전히 내리지 않고 조금 덜 내려 긴장감을 유지하도록 한다.

(4) 덤벨 프론트 레이즈

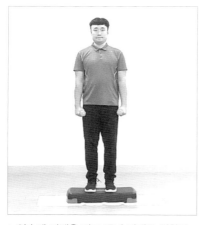

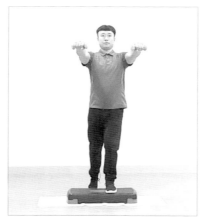

자극부위
전면 삼각근

1 양손에 덤벨을 잡고 준비 자세를 취한다.

2 덤벨을 앞쪽으로 어깨높이까지 들어 올리며 오른발을 바닥에 포인트한다.

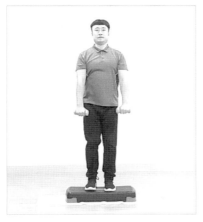

4 덤벨을 앞쪽으로 어깨높이까지 들어 올리
며 왼발을 바닥에 포인트한다.

5 덤벨을 내리며 왼발을 다시 스텝박스 위
로 올린다.

3 덤벨을 내리며 오른발을 다시 스텝박스
위로 올린다.

Tip 5

들어 올린 아령을 내릴 때 완전히 내리지 않고 조금 덜 내려 긴장감을 유지하도록 한다.

(5) 사이드 프런트 레터럴 믹스 레이즈

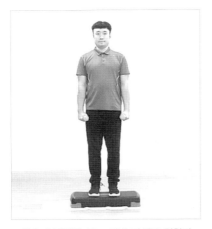

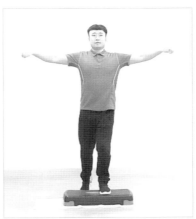

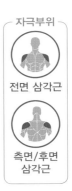

자극부위

전면 삼각근

측면/후면
삼각근

1 양손에 덤벨을 잡고 준비 자세를 취한다.

2 양팔을 뻗은 채, 양손에 덤벨을 잡고 어깨
높이까지 올리며 오른발을 바닥에 포인트
한다.

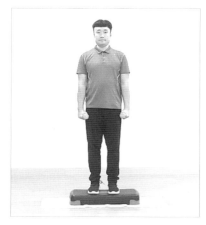

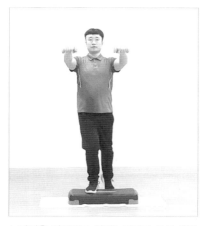

3 양손을 내리며 오른발을 다시 스텝박스 위로 올린다.

4 덤벨을 앞쪽으로 어깨높이까지 들어 올리 며 왼발을 바닥에 포인트한다.

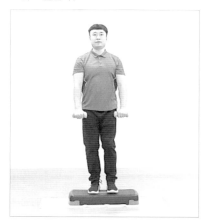

5 덤벨을 내리며 왼발을 다시 스텝박스 위로 올린다.

덤벨 2개를 이용한 스텝박스 안무 1

Timber
(총 3세트를 실시)

안무: 주종민

파트	박자	스텝박스 동작	손동작
전주	16	리듬타기	손허리
part1	16	덤벨컬	양손 덤벨
	16	덤벨 헤머컬	양손 덤벨
part2 (댄스)	16	덤벨 사이드레터럴 레이즈	양손 덤벨
	16	프론트 레이즈	양손 덤벨
	16	사이드 프런트 레터럴 믹스 레이즈	양손 덤벨
	16	얼티네이트 덤벨컬	양손 덤벨
	16	덤벨 사이드레터럴 레이즈	양손 덤벨
	16	프론트 레이즈	양손 덤벨
후렴	16	사이드 프런트 레터럴 믹스 레이즈	양손 덤벨
	16	얼티네이트 덤벨 헤머컬	양손 덤벨
후주	2	바닥으로 내려가기	양손 덤벨

QR코드 스캔
음악에 맞추어
상체운동 동작을
익혀 보세요

(6) 덤벨 숄더 프레스

덤벨을 들고 운동을 하기 때문에 상체 근력뿐만 아니라 하체 근력을 강화하는 데 도움을 주어 일석이조의 효과를 기대할 수 있다. 하지만 덤벨을 들고 계속 움직이기 때문에 본인의 운동 능력을 벗어나는 무리한 무게는 부상을 초래할 수 있으니 주의해야 한다.

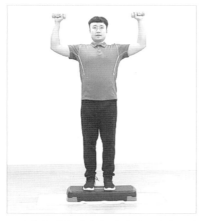

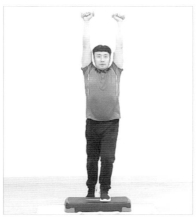

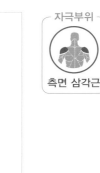

자극부위
측면 삼각근

1 덤벨이 귀에 나란히 되게 팔꿈치가 직각이 되도록 준비 자세를 취한다.

2 이두근이 귀에 닿는 느낌으로 덤벨을 머리 위로 들어 올리며 오른발을 바닥에 포인트한다.

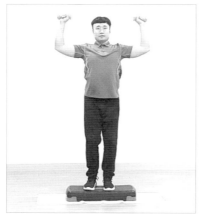

4 이두근이 귀에 닿는 느낌으로 덤벨을 머리 위로 들어 올리며 왼발을 바닥에 포인트한다.

5 덤벨이 귀와 나란히 될 때까지 내리며 왼발을 다시 스텝박스 위로 올린다.

3 덤벨이 귀와 나란히 될 때까지 내리며 오른발을 다시 스텝박스 위로 올린다.

(7) 덤벨킥백

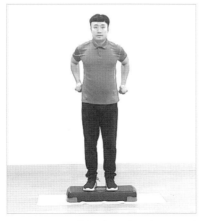

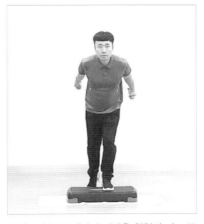

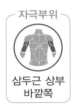

자극부위

삼두근 상부
바깥쪽

1 양손으로 덤벨을 잡고 팔꿈치를 구부려 이두근 안쪽을 옆구리에 고정시켜 준비 자세를 취한다.

2 팔꿈치를 쭉 펴면서 덤벨을 천천히 뒤로 들어 올리고 오른발을 바닥에 포인트한다.

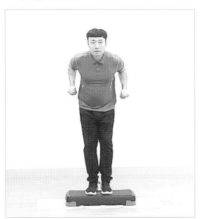

4 팔꿈치를 쭉 펴면서 덤벨을 천천히 뒤로 들어 올리고 왼발을 바닥에 포인트한다.

5 팔꿈치를 처음 자세로 구부리며 왼발을 다시 스텝박스 위로 올린다.

3 팔꿈치를 처음 자세로 구부리며 오른발을 스텝박스 위로 올린다.

Tip 7

❶ 준비 자세에서 아령이 가슴선 앞으로 나오지 않도록 유의한다.

❷ 어깨의 유연성이 좋은 경우, 아령을 잡은 손의 주먹이 정면을 향하게 하고 가슴 높이에서 준비 자세를 취할 수도 있다.

❸ 어깨의 유연성이 좋지 않은 경우 줄넘기 줄이나 탄력 밴드를 두 손에 길게 잡고 두 팔을 어깨 뒤로 넘겼다가 다시 되돌아오게 하는 동작을 매일 꾸준히 해 주면 유연성이 향상된다.

❹ 동작을 하는 동안 팔꿈치의 위치가 바뀌지 않도록 고정한다.

(8) 덤벨 이지클린

스텝 동작으로 라이트기본스텝을 한다.

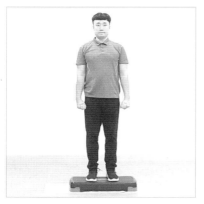

1 양손에 덤벨을 들고 다리를 어깨너비로 벌리고 선다.

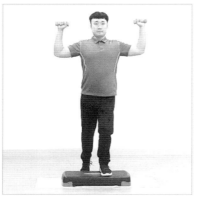

2 오른발을 스텝박스 위에 올리며 덤벨을 귀와 나란히 되게 올린다.

자극부위

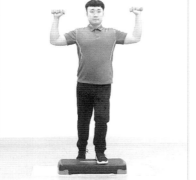

측면 삼각근

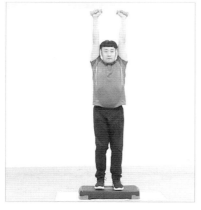

3 왼발을 스텝박스 위에 올리며 덤벨을 머리 위로 쭉 들어 올린다.

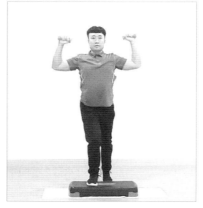

4 오른발을 바닥에 내리며 덤벨을 귀와 나란히 되게 올린다.

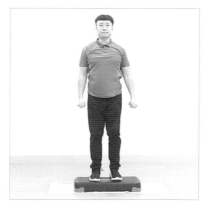

5 왼발을 바닥에 내리며 처음 자세로 서고, 다시 첫 번째 동작부터 반복하여 실시한다.

붐바스틱

(총 3세트를 실시)

안무: 주종민

파트	박자	스텝박스 동작	손동작
전주	12	리듬타기	손허리
part1 (음악)	16	덤벨 킥백	양손 덤벨
	16	덤벨컬	양손 덤벨
part2 (노래)	16	덤벨숄더프레스	양손 덤벨
	16	덤벨컬	양손 덤벨
part1 (음악)	16	덤벨 이지클린	양손 덤벨
	16	덤벨컬	양손 덤벨
part2 (노래)	16	덤벨 킥백	양손 덤벨
	16	덤벨컬	양손 덤벨

QR코드 스캔

음악에 맞추어
상체운동 동작을
익혀 보세요

(9) 덤벨 사이드밴드

복근

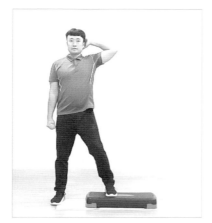

1 스텝박스의 오른쪽에 어깨너비로 서서 오른
손에 덤벨을 들고 왼손은 머리 뒤에 댄다.

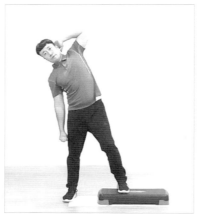

2 왼발을 스텝박스 위에 올려놓으며 덤벨을
든 오른쪽으로 상체를 기울인다.

3 덤벨을 들어 올려 처음 자세로 돌아온다.

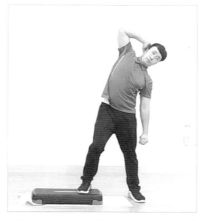

4 바인스텝으로 반대쪽으로 이동하여 반대
쪽 동작을 실시한다.

*바인스텝 복습하기: 왼발을 왼쪽으로 스텝 후, 오른발을 뒤쪽으로 엇
갈리게 가고 다시 왼발을 왼쪽으로 이동한 후, 오른발을 당겨 서는 동
작이다.

(10) 덤벨 조트맨 컬

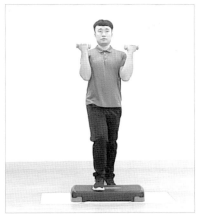 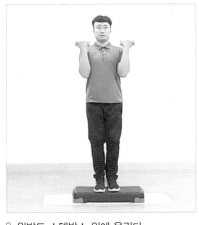

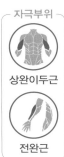

자극부위

상완이두근

전완근

1 손바닥이 위쪽을 향하게 하여 덤벨을 들어 올리며 오른발을 스텝박스 위에 올린다.

2 왼발도 스텝박스 위에 올린다.

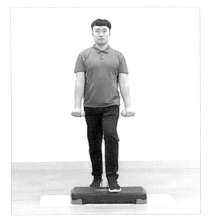 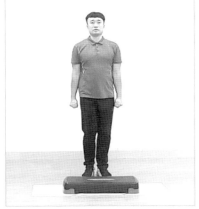

3 손목을 돌려 손바닥이 뒤를 향하도록 덤 벨을 내리며 오른발을 바닥에 내린다.

4 손바닥을 몸쪽으로 향하게 덤벨을 잡으며 왼발을 바닥에 내린다.

나. 스텝박스 운동과 맨몸운동을 결합한 운동 방법

1 푸시업

스텝박스를 이용하여 푸시업을 통해 가슴과 팔운동을 하는 방법이다. 유산소 운동인 버피 테스트와 함께 진행하면 운동 효과를 극대화할 수 있다. 이때 엉덩이가 아래로 처지거나 너무 위로 치켜들지 않으며 몸을 일직선으로 만들어야 한다.

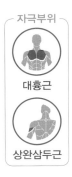

자극부위

대흉근

상완삼두근

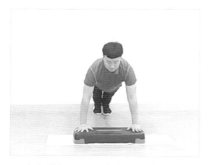

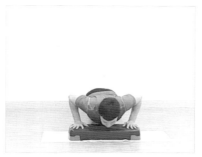

1 먼저 양손으로 스텝박스를 짚고 동시에 다리를 뒤로 쭉 뻗어 준다.

2 양손의 간격은 어깨 넓이 보다 조금 넓게 잡고 푸시업을 한 번 해 준다(올라오기 어렵다면 무릎을 대고 해 준다).

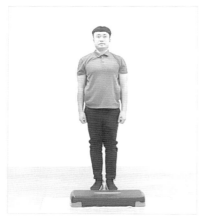

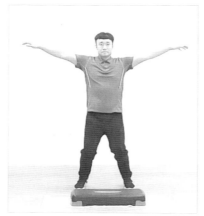

3 원위치로 올라온 상태에서 다리를 몸 쪽으로 당기고 제자리에 선다.

4 제자리에서 가볍게 팔 벌려 뛰기를 2회 해 준다.

*박자를 조금 빠르게 해 본다. 단, 푸시업 동작을 할 때는 천천히 가슴 근육의 자극에 신경 쓰면서 한다.

Tip 8

❶ 푸시업 후 하면 좋은 스트레칭 동작으로는 팔·가슴 쪽으로 당겨 주기, 어깨 눌러 주기 등이 있다.

❷ 잠깐! 근력이 부족하여 푸시업이 되지 않을 때, 푸시업 1개 성공을 위한 운동 방법은 아래 1~2단계를 참고해 보자.

1단계

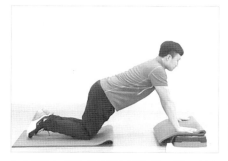

1 스텝박스 위에 요가매트 등을 깔고 엎드려 양 손으로 어깨너비의 2배 정도로 스텝박스를 짚고 푸시업 준비 자세를 취한다. 이때 무릎 은 구부려 땅에 댄다.

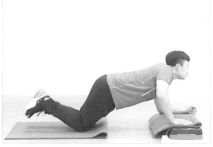

2 왼팔 팔꿈치를 L자로 구부려 엘보우 플랭크 자세를 만든다.

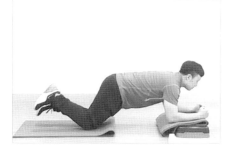

3 오른팔도 팔꿈치를 L자로 구부려 엘보우 플 랭크 자세를 만든다.

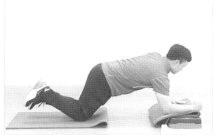

4 다시 왼팔부터 원래 자세로 돌아온다.

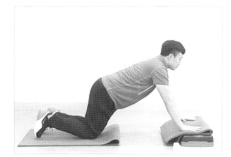

5 오른팔도 원래 자세로 돌아온다.

Tip 9

시선은 삼각형을 그렸을 때 마지막 꼭짓점을 본다.

2단계

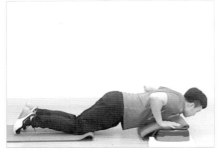

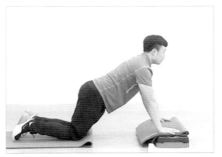

1 먼저 양손으로 스텝박스를 짚고 푸시업 준비 자세에서 팔을 구부린 자세를 편안하게 취한다.

2 상체가 위로 올라올 때만 팔을 뻗어 올라온다.

② 암 워킹 푸시업

등을 완벽하게 고립시켜 운동하기는 어렵지만 견갑골 주변 근육과 어깨 주변 근육을 발달시켜 주며 복근 강화에도 도움을 주기 때문에 상체 근력 향상에 큰 도움이 된다. 이때 스텝박스가 너무 높으면 손목을 다칠 수 있으므로 스텝박스의 높이는 한 뼘 이상을 넘지 않도록 한다. 또 어깨나 손목이 안 좋은 사람들은 가급적 이 동작은 피한다.

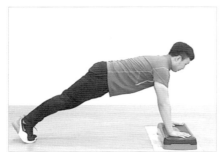

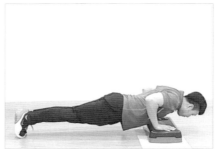

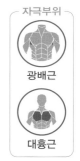

자극부위

광배근

대흉근

1 스텝박스 위에 팔을 올려놓고 푸시업 자세를 취한다.

2 스텝박스 위에서 푸시업 동작 1회를 한다.

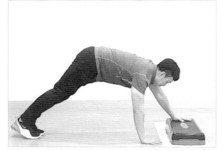

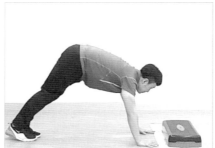

3,4 복근에 힘을 주면서 한 팔씩 아래로 내려온다.

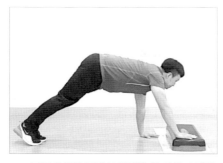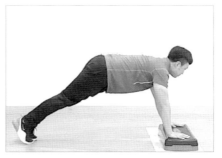

5,6 복근에 힘을 주면서 양팔을 한 팔씩 스텝박스 위로 올린다.

Tip 10

10~12회, 3~5세트 정도 실시해 주면 좋으며 운동 기능이 향상되면 운동량을 점진적으로 늘려 간다.

[변형 동작]

❶ 스텝박스 앞쪽 바닥에서 푸시업을 1회 한 후, 팔을 앞뒤로 왔다 갔다 한다.

❷ 스텝박스를 세로로 놓고 두 팔의 간격을 좁혀서 실시하면 삼두근에 자극이 더욱 많이 줄 수 있다.

❸ 가슴 운동과 등 운동을 순환운동으로 구성하여 가슴 운동 실시 후에 이어서 등 운동을 진행하는 방식으로 루틴을 만들어 실시하면 운동 강도를 높일 수 있다.

❸ 마운틴클라이머
멋진 복근을 만들어 주는 데 큰 도움이 되는 운동이다.

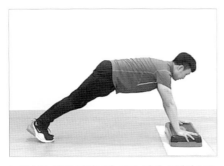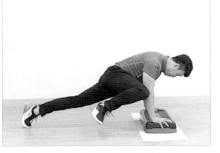

자극부위
복근

1 양손을 어깨 넓이보다 조금 넓게 스텝박스를 짚은 상태로 엎드린다(상체는 팔과 직각이 되도록 유지하고 되도록 몸과 엉덩이가 일직선이 되도록 한다).

2 복부 근육에 자극을 집중해 주면서 오른쪽 무릎을 가슴 가까이 당겨 준다.

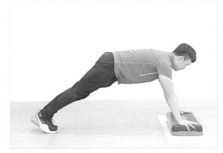

4 복부 근육에 자극을 집중해 주면서 왼쪽 무
릎을 가슴 가까이 당겨 준다.

5 당겼던 무릎을 원래 위치로 한다.

3 당겼던 무릎을 원래 위치로 한다.

Tip 11

어깨뼈가 나오지 않게 등을 둥글게 말아서 실시하고 엉덩이가 처지지 않게 복부에 힘을 주며 실
시한다.

스텝박스 운동과 맨몸운동을 결합한 안무

New 80's Instrumental
(총 3세트를 실시)

안무: 주종민

파트	박자	스텝박스 동작	비고
전주	8	리듬타기	
part1 (음악)	16	푸시업 점핑잭	
	16	푸시업 점핑잭	
part2 (노래)	16	푸시업 점핑잭	푸시업 1회, 점핑잭 2회 실시
	16	푸시업 점핑잭	
part1 (음악)	16	암 워킹 푸시업	
	16	암 워킹 푸시업	
part2 (노래)	16	암 워킹 푸시업	

	16	암 워킹 푸시업	
	16	암 워킹	
	16	암 워킹	
	16	암 워킹	
	16	암 워킹 점핑잭	
	16	암 워킹 점핑잭	암워킹 후 점핑잭 2회 하기
	16	암 워킹 점핑잭	
	32	마운틴클라이머	7회 실시
	32	마운틴클라이머	
part2 (노래)	8	버피테스트	버피테스트 2회씩 하기
	8	버피테스트	
	8	슬로우버피	
	8	슬로우버피	
	8	슬로우버피	
	8	슬로우버피	
	16	라이트기본스텝 점핑잭	
	16	라이트기본스텝 점핑잭	라이트베이직스텝 8박자,
	16	라이트기본스텝 점핑잭	점핑잭 4회 하기
	16	라이트기본스텝 점핑잭	

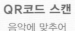

QR코드 스캔

음악에 맞추어
상체운동 동작을
익혀 보세요

4 스텝런지

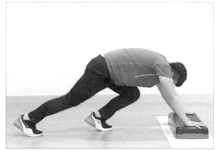 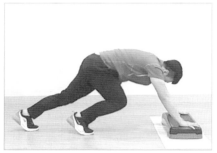

자극부위

복근

1, 2 손바닥으로 몸을 지탱하고 발은 바꾸어 뛰어 준다.

5 복근트레이닝

자극부위

복직근

내외복사근

대퇴사두근

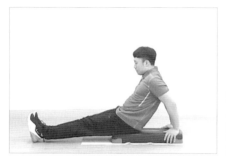 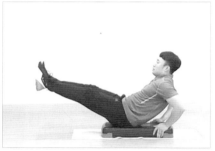

1 스텝박스 사이드에 편안한 자세로 앉는다.

2 두 팔로 스텝박스를 잡고 상체를 지탱하며 두 다리를 쭉 뻗는다.

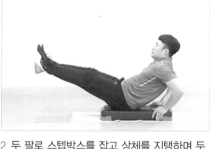 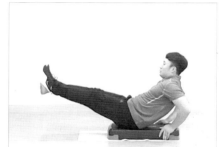

3 복부를 수축하면서 무릎을 가슴 쪽으로 당겨 준다.

4 다시 원래 자세로 돌아간다.

[변형 동작]

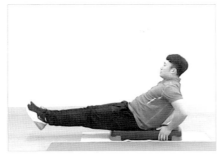 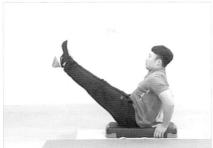

1, 2 다리를 뻗어 접어 줄 수 있다.

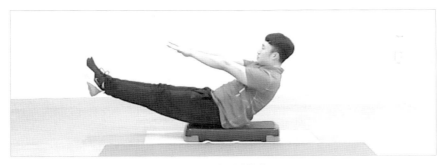

3 프리즈 동작: 양팔과 양다리를 쭉 뻗고 16초간 정지한다.

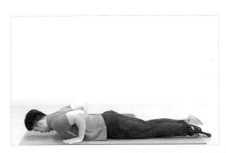 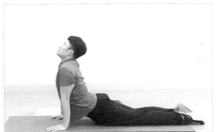

1, 2 코브라 자세로 스트레칭을 실시해 주면 좋다.

2. 하체 운동

가. 스쿼트

스텝박스는 유산소 운동이기 때문에 근력운동과 병행하면 효과가 더 좋다. 또한 스쿼트는 무릎 재활에 좋은 대표적인 운동이다. 처음에는 앉고 일어서는 박자를 동일하게 한다.

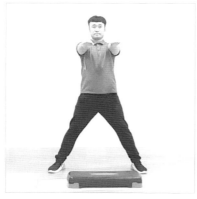

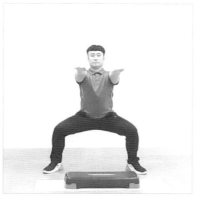

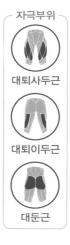

자극부위

대퇴사두근

대퇴이두근

대둔근

1 양쪽 다리를 어깨너비나 어깨너비보다 조금 더 넓게 벌린다. 척추기립근 자세 유지가 중요하기 때문에 양팔을 앞으로 뻗어 균형을 잡는다. 또는 양팔을 90도로 접어 포개어 균형잡기 수월하게 하는 방법도 있다.

2 양팔을 앞으로 뻗고 천천히 의자에 앉는다는 느낌으로 무게중심을 뒤쪽으로 주어 앉았다가 일어난다. 엉덩이를 최대한 뒤쪽으로 빼면서 대퇴사두에 힘을 준다.

> **Tip 13**
> ❶ 스쿼트 동작을 할 때는 등을 최대한 곧게 펴서 둥글게 말리지 않도록 한다.
> ❷ 스쿼트 동작을 연속해서 2회 이상 할 때에는 앉는 동작을 하고 완전히 일어나지 않고 조금 덜 일어난 상태에서 다음 동작을 해 주면 긴장감이 유지되어 운동 효과를 더욱 크게 볼 수 있다.

[변형 동작]

❶ 빠르게 앉고, 천천히 다리에 힘을 주고 천천히 일어나 준다.

❷ 16박 이상 정지해 준다(처음에는 8박씩 정지하였다가 숙달되면 점차 늘려 간다).

1 단계별 스쿼트 운동

(1) 스쿼트 1단계

❶ 스텝박스 앞에 스쿼트 준비 자세로 선다.

❷ 스쿼트를 하다가 스텝박스에 엉덩이가 닿으면 그 위에 앉는다.

❸ 허리를 펴고 서서 다시 처음부터 동작을 시작한다.

(2) 스쿼트 2단계

❶ 스텝박스를 가로로 놓고 하는 운동 방법: 스텝박스를 가로로 놓고 라이트기본스텝 동작을 1회 한 후(내려올 땐 발을 에이스텝 모양으로 벌린다), 바닥에서 스쿼트 동작을 1회 한다. 스텝박스 위에 올라가서 스쿼트 동작을 1회 한다(올라갈 때 발 모양을 브이스텝 모양으로 한다).

❷ 스텝박스를 세로로 놓고 하는 운동 방법: 스텝박스를 세로로 놓고 업스텝 동작 1회 한 후, 스쿼트 동작을 1회 한다.

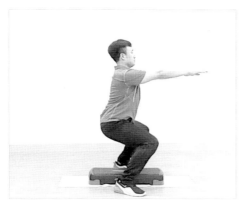

• 스텝박스를 세로로 놓고 업스텝 동작을 1회 한
  후, 스쿼트 동작을 1회 한다.

Tip 14

스쿼트 운동 동작 구성(예시)
❶ 스텝 동작 2회(8박자간) 한 후, 스쿼트 동작 2회 하기
❷ 스텝 동작 4회(16박자간) 한 후, 스쿼트 동작 4회 하기
❸ 스텝 동작 2회(8박자간) 한 후, 스쿼트 동작 6회 하기

2 와이드스쿼트동작

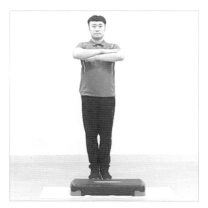

자극부위

대퇴사두근

대둔근

내전근

1 양팔을 직각이 되도록 구부린 후 가슴 앞
에서 포개어 준다.

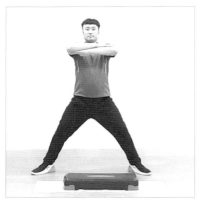

2 양쪽 다리를 어깨너비보다 1.5~2배 정
도 더 벌려 서 준다. 양쪽 발끝을 살짝 바
깥쪽(45도 정도)으로 향하게 한다.

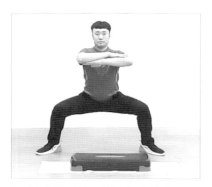

3 좌우로 무릎을 벌리면서 앉아 준다.

> **Tip 15**
>
> 운동 후 해 주면 좋은 스트레칭 동작
> 무릎을 뒤로 접어 발등을 잡아 준다. 이때, 양쪽 무릎이 벌어지지 않도록 주의한다.

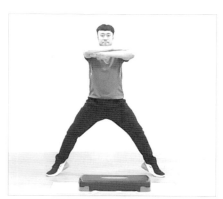

[변형 동작]

❶ 스쿼트 동작을 할 때 빠르게 앉았다
가 천천히 일어난다.

❷ 발 뒤 끝을 들어 준다.

3 점프 스쿼트(하체운동)

맨몸으로 스쿼트가 가능하다면 좀 더 난이도기 있는 스쿼트 동작을 해 볼 수 있다. 기존에 바닥에서 진행하는 점프 스쿼트 동작과 비교해 볼 때 점프 스쿼트 동작은 스텝박스 위로 점프 후 착지해서 동작을 해야 하기 때문에 더 어려울 수 있다. 위로 올라서고 내려올 때 넘어지지 않도록 주의해야 한다.

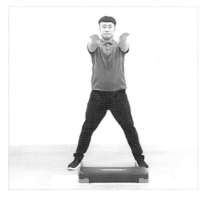

1 스텝박스를 가로로 길게 놓고 스쿼트 준비 자세로 선다.

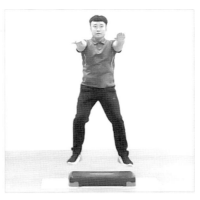

2 제자리에서 그대로 점프하여 스텝박스 위에 올라간다.

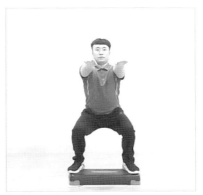

3 스텝박스 위에서 대퇴가 무릎과 수평이 될 때까지 스쿼트 동작을 한 번 한다.

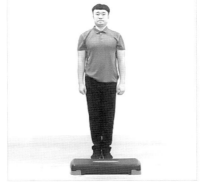

4 대퇴에 힘을 주며 다시 점프하여 바닥으로 내려와 착지(두 발을 모아)한다.

Tip 16

❶ 점프 동작을 할 때 두 발이 동시에 스텝박스 위에 올라가고 바닥에 내려오도록 한다.
❷ 무릎에 충격이 많이 가지 않도록 점프와 착지를 가볍게 한다.

[변형 동작]

❶ 앉는 자세로 프리즈(버티는) 동작을 16박 해 준다.

❷ 스쿼트 동작과 프리즈(버티는) 동작을 결합한 운동 방법(예시)

- 스텝 동작 2회(8박자간) 한 후, 스쿼트 동작 2회 하기+스텝 동작 2회
  (8박자간) 한 후, 스쿼트 프리즈(버티는) 동작 8박자간 하기

- 스텝 동작 4회(16박자간) 한 후, 스쿼트 동작 4회 하기+스텝 동작 4
  회(16박자간) 한 후, 스쿼트 프리즈(버티는) 동작 16박자간 하기

- 스텝 동작 2회(8박자간) 한 후, 스쿼트 동작 6회 하기+스텝 동작 6회
  (24박자간) 한 후, 스쿼트 프리즈(버티는) 동작 24박자간 하기

4 스쿼트를 활용한 스탭박스 안무

Bonjour—Peyruis
(총 3세트를 실시)

안무: 주종민

파트	박자	스텝박스 동작	비고
음악	48	스쿼트 16회	빠르게 내려갔다가 천천히 올라오기
	24	스쿼트 프리즈 4회	8박자씩 스쿼트 자세 유지
	48	스쿼트 가로 세로 8회	가로로 올라가서 1회, 내려와서 1회 세로로 업스텝 1회 당 스쿼트 1회(총 2회)
	32	점프 스쿼트 프리즈 4회	올라가서, 내려와서
	32	버피 스쿼트 4회	
	16	점프스쿼트+버피테스트 4회	내려와서만
	16	와이드 스쿼트 8회	4회 실시 후, 발끝을 들고 4회 실시함

QR코드 스캔
음악에 맞추어
하체운동 동작을
익혀 보세요

나. 런지 운동

1 니업 런지

하체 근력운동으로 런지를 한 후, 바로 이어서 니업을 해 주는 동작으로, 하체 근력을 균형 있게 발달시키며 대둔근이 크게 개입되어 힙업 운동의 효과가 있다.

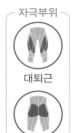

자극부위

대퇴근

대둔근

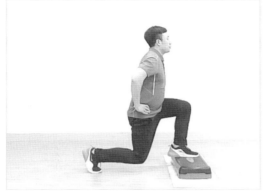

• 앞으로 내민 왼쪽 다리는 허벅지가 지면과 수평이 될 때
  까지 90도 정도로 구부리고 뒤의 오른쪽 다리는 무릎이
  바닥에 닿는다는 느낌으로 자세를 낮추어 준다.

스텝박스에서 조금 떨어진 거리에 선다. 그리고 다리를 번갈아 가면서 스텝박스 위에 올리며 무릎을 들어 올리는 동작과 런지 동작을 한다.

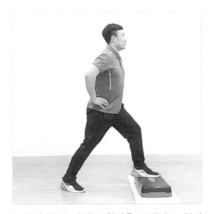

1 런지 준비 자세로 왼발을 스텝박스 위에 올린다.

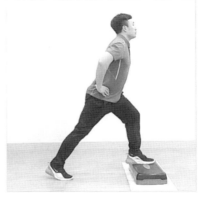

2 두 다리의 간격은 70cm~100cm 정도가 되도록 하여 오른발을 뒤로 뻗는다.

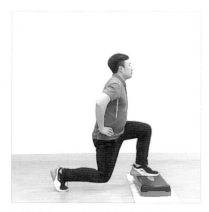

3 왼발의 무릎이 과하게 나오지 않도록 런지 동작을 한다.

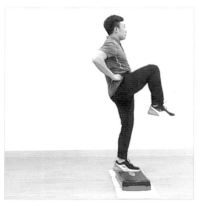

4 런지동작을 한 번 한 후, 뒤로 뻗었던 오른발을 올려 니업 동작을 한다.

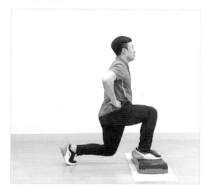

5 왼발부터 15회를 반복한 후, 다시 오른발부터 15회를 한다.

[변형 동작]

❶ 보폭을 변화시켜 런지 동작을 해 본다.

❷ 스텝박스를 건너가 스텝박스의 앞에 서서 런지 자세를 취하는데 뒷발을 스텝박스 위에 올려 백런지 동작을 해 본다.

Tip 17

런지 동작을 한 쪽당 2회 이상 할 경우 스쿼트 동작과 마찬가지로 완전히 일어나지 않고 조금 덜 일어난 후 다시 런지 동작을 해 준다.

다. 업포인트스텝을 활용한 단계별 운동 동작

상체를 많이 숙일수록 힙에 자극이 더욱 많이 가는 원리를 사용한 동작이다.

1 업포인트스텝 기본 동작

4번째 동작에 변형 동작을 추가한 것이다.

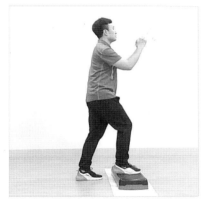 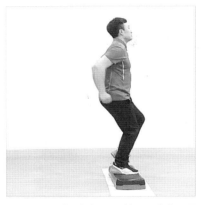

자극부위

대둔근

1 왼발을 스텝박스 위에 올린다.

2 왼발 무릎을 살짝 구부리는 동시에 오른발을 위로 올리며 앞꿈치로 스텝박스를 포인트한다.

4 아래에 나오는 업포인트스텝 변형 동작 ❶~❹ 중 한 가지를 추가하여 동작을 한다.

3 오른발을 원래 위치로 내려 준다.

[변형 동작]

❶ 업포인트스텝 변형1(뒤로 멀리 딛기)

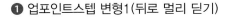

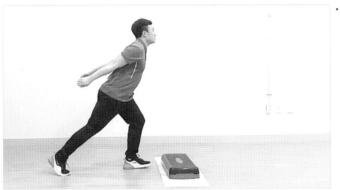

• 왼발을 원래 위치보다 뒤쪽으로 더 멀리 보내 준다.

❷ 업포인트스텝 변형2(한 손 무릎 터치)

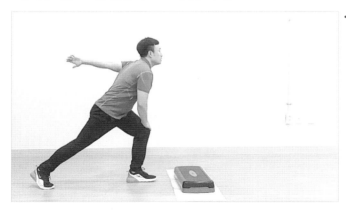

• 왼발을 원래 위치보다 뒤쪽으로 더 멀리 보내 주며 왼손으로 오른쪽 무릎을 살짝 터치한다.

❸ 업포인트스텝 변형3(양손 무릎 터치)

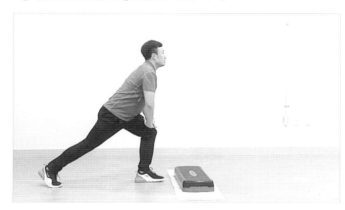

• 왼발을 원래 위치보다 뒤쪽으로 더 멀리 보내 주며 양손을 깍지 낀 상태에서 손바닥으로 오른쪽 무릎을 살짝 터치한다.

❹ 업포인트스텝 변형4(스텝박스 터치)

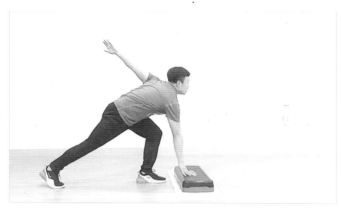

• 왼발을 원래 위치보다 뒤쪽으로 더 멀리 내려 주며 왼손으로 스텝박스의 오른쪽 윗부분을 터치한다.

라. 사이드킥

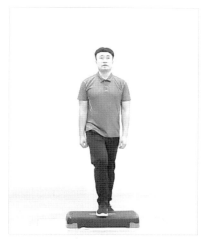

1 오른발을 스텝박스 위에 올린다.

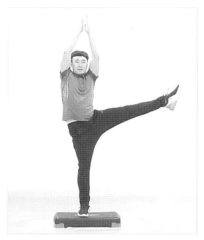

2 왼발의 발끝을 바깥쪽으로 돌려 다리를 90도 정도 올린다.

내전근

외복사근

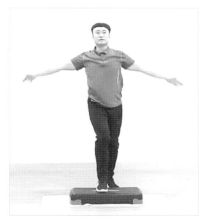

3 왼발을 바닥에 내려놓는다.

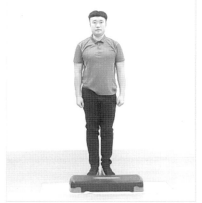

4 오른발을 바닥에 내려놓는다.

*반대쪽도 동일하게 실시한다.

마. 백킥

특히 대둔근에 자극이 가서 힙업에 도움이 된다.

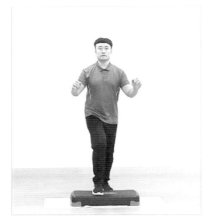

1 오른발을 스텝박스 위에 올린다.

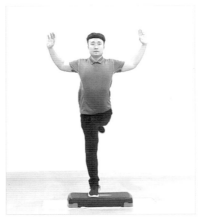

2 양팔을 플라이 자세를 한 상태에서 뒤로 젖히면서 왼발을 뒤쪽 방향으로 차올린다.

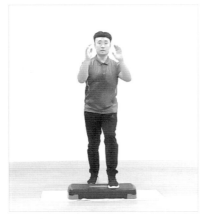

3 왼발을 바닥에 내려놓는다.

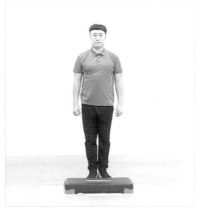

4 오른발도 바닥에 내려놓는다.

[변형 동작] 머리 위에서 박수를 치면서 동작을 할 수도 있다.

바. 레그컬베이직스텝

양팔을 옆으로 보내 발뒤꿈치를 손으로 터치한다.

자극부위

복근

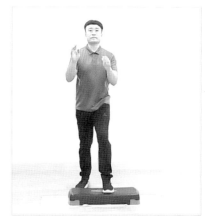

1 왼발을 스텝박스 위에 올린다.

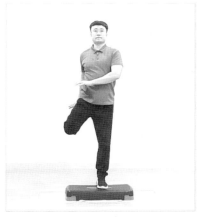

2 오른쪽 무릎을 접으며 양팔을 옆으로 꺾어 발뒤꿈치를 터치한다.

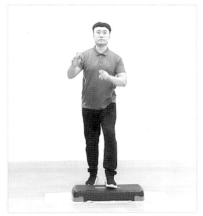

3 오른발을 바닥에 내린다.

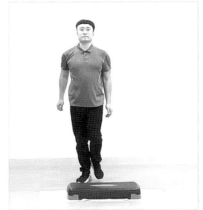

4 왼발 앞꿈치를 바닥에 터치하고 반대쪽 레그컬 동작을 할 준비를 한다.

[변형 동작] 양손으로 발뒤꿈치를 터치한다는 느낌으로 동작을 하면 복근에 더 큰 자극을 줄 수 있다.

사. 스탠딩업

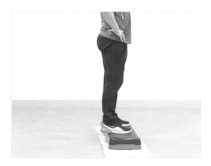

1 스텝박스 위에 올라선 상태에서 시작한다.

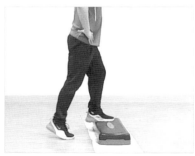

2 오른발을 바닥에 내린다.

자극부위

비복근

가자미근

전경골근

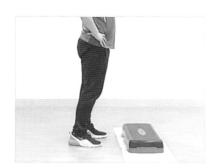

3 왼발도 바닥에 내린다.

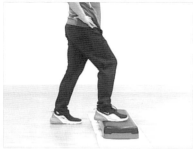

4 오른발을 스텝박스 위에 올린다.

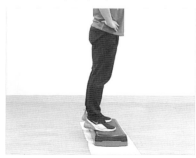

5 왼발도 스텝박스 위에 올린다.

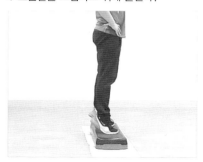

6 제자리에서 스텐딩업 동작(발뒤꿈치를 들었다가 내리기)을 2회 실시한다.

Tip 18

비복근 운동 동작 구성(예시)
❶ 스텝 동작 4번, 스텐딩업 8회로 동작을 해 본다.
❷ 스텝 동작 2번, 스텐딩업 12회로 동작을 해 본다.
❸ 이외에 다양한 패턴으로 운동 동작을 구성해 본다.

아. 다운스텝점핑잭

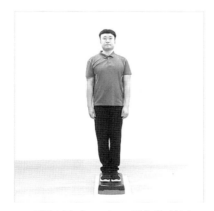

1 스텝박스를 세로로 놓고 위에 올라선다.

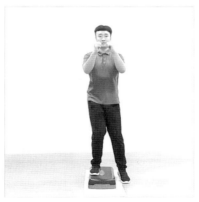

2 양팔을 흔들며 다운스텝을 8박자 실시한다.

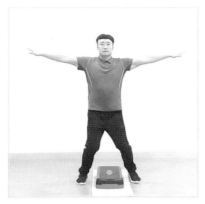

3 점핑잭 1번 동작(팔을 벌리며 양발을 동시에 점프하여 바닥에 내려간다)

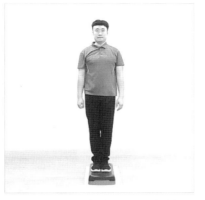

4 점핑잭 2번 동작(팔을 모으며 양발을 동시에 점프하며 스텝박스 위에 올라간다)

자극부위

비복근

가자미근

전경골근

위의 동작을 반복한다. 여기에서 제시하는 운동 방법들을 순서를 정하여 조합하여 각 동작들을 3~5회씩 실시하는 순환운동 프로그램을 만들어 원하는 음악에 맞추어 실시해 보자. 한 달 후, 거울을 통해 달라진 나의 모습을 만날 수 있을 것이다.

3. 상하체 전신운동

가. 버피테스트

■ 1단계 슬로우버피테스트

두 발을 점프하듯이 하지 않고 차례대로 뒤로 보내 주기 때문에 일반 버피테스트에 비하여 무릎에 무리가 덜 간다.

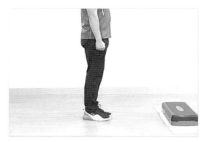

1 스텝박스와 크게 한 걸음 간격을 두고 선다.

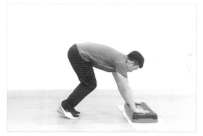

2 상체를 숙여 손을 스텝박스 위에 어깨너비로 짚어 준다.

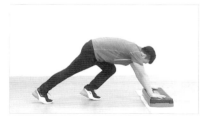

3,4 한 발씩 차례대로 뒤로 보내 준다.

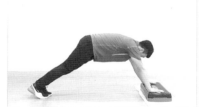

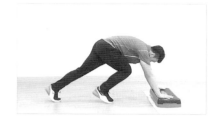

5, 6 한 발씩 다시 원위치로 가져온다.

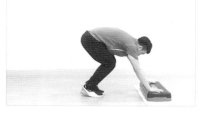

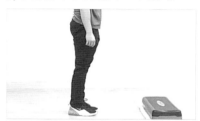

7 원래 자세로 일어난다.

2 2단계

상체를 숙여 손을 스텝박스 위에 어깨너비로 짚어 준다. 그리고 양발을
점프하듯이 뒤로 보내 준다.

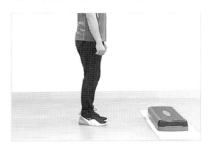

1 스텝박스와 크게 한 걸음 간격을 두고 선다.

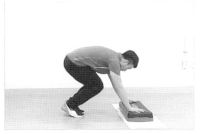

2 상체를 숙여 손을 스텝박스 위에 어깨너비로 짚어 준다.

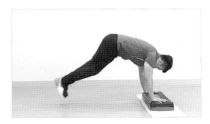

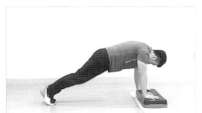

3, 4 양발을 점프하듯이 뒤로 보내 준다.

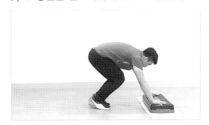

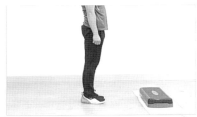

5 양발을 점프하듯이 다시 원위치로 가져온다.

6 원래 자세로 일어난다.

Tip 19

버피테스트할 때, 허리와 엉덩이가 아래로 처지지 않도록 유지해야 한다.

나. 버피푸시업

버피테스트 동작을 할 때 엎드리는 동작을 하는 동시에 푸시업을 1회 실시한다.

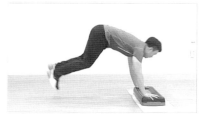 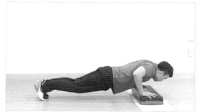

- 양발을 점프하듯이 뒤로 보내는 동시에 푸시업을 1회 한다.

다. 버피스쿼트

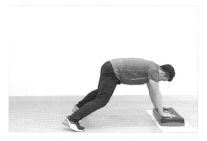 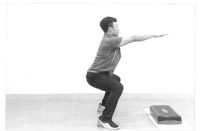

- 두 다리를 스쿼트하기 편한 너비로 벌리고, 버피테스트 동작을 할 때 상체를 바로 세워 스쿼트 동작을 한다.

라. 점프 스쿼트 버피테스트

스텝박스 위로 점프하여 스쿼트 동작을 하고 점프하며 내려와서 버피테스트 동작을 한다.

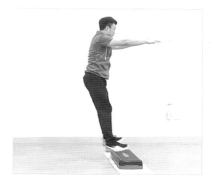 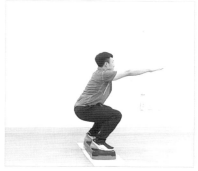

1 스텝박스 위로 점프한다.　　　　　2 스텝박스 위에서 스쿼트 동작을 한다.

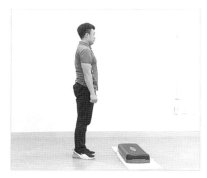

3 스텝박스 아래로 점프하여 내려온다.

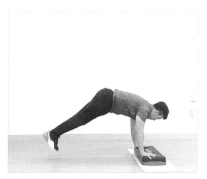

4 버피테스트 동작을 한다.

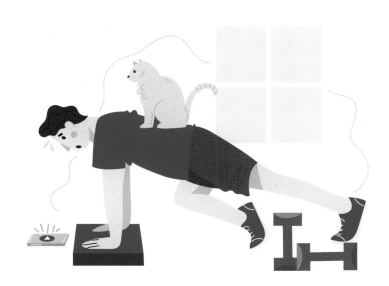

제8장
스텝박스 복싱

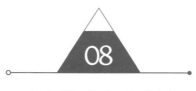

스텝박스 복싱

1. 복싱의 기본자세

주먹은 살며시 말아서 쥔다. 이때 너무 힘을 주지 않도록 한다. 오른손잡이를 기준으로 왼발이 앞에, 오른발이 뒤로 가게 하며, 왼손잡이의 경우에는 두 발의 위치를 반대로 한다.

2. 복싱 기본 기술

가. 기본 스텝

1 제자리스텝

❶ 다리 간격은 어깨너비나 어깨너비보다 조금 넓게 벌린다.

❷ 앞발과 뒷발의 거리는 한 발 정도로 한다.

❸ 어깨에 힘이 들어가지 않도록 편안한 자세를 취한다.

❹ 처음부터 너무 높게 뛰면 기본자세를 숙달시키기 어렵기 때문에 낮고 가볍게 뛰어 준다.

Tip 1

❶ 다리 간격이 너무 넓으면 힘을 제대로 낼 수가 없다.

❷ 다리 간격이 너무 좁으면 타격을 했을 때 중심을 잡기 어려워 넘어지기 쉽다.

❸ 앞발의 각도는 30도 정도로 해 주며 뒷발도 그와 마찬가지로 비슷하게 30도 정도로 해 준다.

❹ 무게중심은 앞발과 뒷발을 4대 6으로 한다.

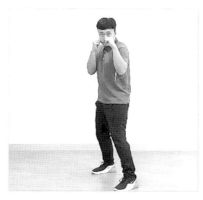
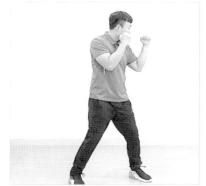

• 앞에서 본 모습   • 옆에서 본 모습

② 전진스텝

❶ 제자리스텝 자세를 취한다.

❷ 뒷발의 앞꿈치를 밀어주듯 앞으로 전진하는데, 한 발씩 움직이는 것이 아닌 양발을 거의 동시에 이동한다.

❸ 앞으로 이동할 때 뒷발을 밀어주듯이 뛰는 것이 좋다.

❹ 백스텝을 할 땐 앞발로 밀어주듯 뛰는 것이 좋다.

❺ 점프는 최대한 낮게 하는 것이 좋으며 너무 멀리 이동하지 않는다.

❻ 이동할 때 다리 간격과 모양이 변하지 않게 고정되어야 한다.

Tip 2

❶ 제자리스텝이 익숙해진 후 전진스텝을 연습한다.

❷ 공격할 때 순간적인 파괴력을 내기 위해 필요한 동작이다.

❸ 백스텝도 같이 연습하므로 회피 기술의 기본이 된다.

❹ 뛰다 보면 자세가 흐트러지는데 그대로 연습하기보다 3~5회 연습한 후, 자세를 체크해서 다시 자세를 잡고 연습하는 것이 좋다.

나. 공격 기술

① 잽

상대방과의 거리 측정을 통해 상대방을 견제하기 위한 기술로, 상대방의 가드를 무너뜨려 스트레이트로 최후의 일격을 하기 위한 기본 타격 기술이다.

❶ 복싱 기본자세로 선다.

❷ 오른손은 오른쪽 턱 옆에 가드를 올려 주고 왼손은 인중 앞에 위치시켜 주며 겨드랑이가 너무 벌어지지 않게 11자 모양을 만든다.

❸ 왼손을 가볍게 던지는데, 이때 팔은 위에서 아래로 내리찍는 것이 밀어준다는 느낌으로 툭 밀듯 동작을 해 준다.

❹ 잽은 강하게 치는 것이 아닌 짧게 끊어 치는 기술이며 타격점에 닿는 순간 제자리로 빠르게 돌아온다.

Tip 3
❶ 가볍게 채찍질하는 것 같은 느낌으로 툭 쳐 주는 것이 좋다.
❷ 끊어 치는 동작이지만 어느 정도 몸을 이용한 체중 이동과 어깨를 사용해 줘야 한다.

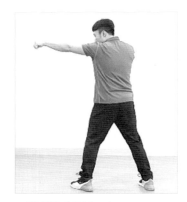 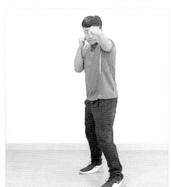 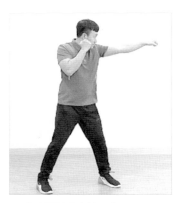

· 잽 왼쪽에서 본 모습   · 잽 정면에서 본 모습   · 잽 오른쪽에서 본 모습

2 스트레이트

팔을 쭉 뻗는 동작으로, 복싱에서 가장 많이 쓰이는 공격 기술이다.

❶ 복싱 기본자세로 선다.

❷ 허리를 회전시켜 오른손을 쭉 뻗는다.

❸ 왼발 앞쪽에 체중이 실리며, 오른발이 회전함과 동시에 허리 어깨가 회전하며 오른손을 직선으로 뻗는다.

❹ 동작이 끝난 후에는 다시 오른손은 턱으로, 왼손은 인중 앞으로 와서 가드를 잡는다.

Tip 4
팔이나 어깨에 힘이 들어가면 회전을 통한 체중 이동이 어렵기 몸에 힘을 너무 주지 않고 끊어 치는 것이 좋다.

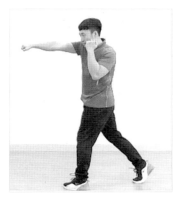
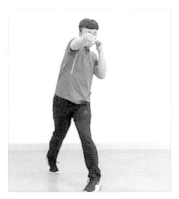
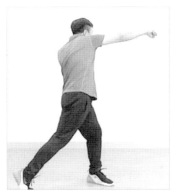

| · 스트레이트 왼쪽에서 본 모습 | · 스트레이트 정면에서 본 모습 | · 스트레이트 오른쪽에서 본 모습 |

3 라이트 훅

몸의 체중을 실어서 치는 펀치이기 때문에 위력이 매우 강하여 턱에 살짝만 맞아도 다운을 빼앗을 수 있을 정도로 위력적인 펀치 기술이다. 오른쪽 팔꿈치를 어깨 높이로 들어 주고 체중을 앞발에 실어 회전을 이용하여 펀치를 날린다. 이때 몸이 지나치게 돌아가지 않고 타격점에서 딱 끊어 주는 것이 좋다.

❶ 복싱 기본자세로 선다.

❷ 왼손 가드를 올린 후 오른손 팔꿈치를 어깨 높이까지 수평이 되게 올린다.

❸ 허리를 회전시키며 펀치를 하는데, 오른손 팔꿈치의 각도가 90도 이상 벌어지지 않게 한다.

❹ 왼쪽 앞발에 체중이 실리며, 오른발은 회전하고 그와 동시에 허리 어깨가 회전하며 오른손을 휘둘러 준다.

❺ 동작이 끝난 후에는 다시 왼손 팔꿈치를 올리며 반대쪽으로 훅 동작을 실행한다.

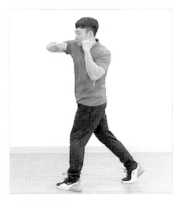
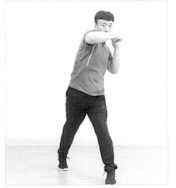
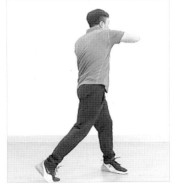

| · 훅 왼쪽 면 | · 훅 정면 | · 훅 오른쪽 면 |

4 라이트 어퍼

❶ 복싱 기본자세로 선다.

❷ 가드를 올린 후 오른손을 명치 정도까지 내린다.

❸ 허리를 회전시키며 손을 아래에서 위로 휘두르는데, 이때 팔꿈치가 펴지지 않게 고정
하여 올려친다.

❹ 왼쪽 앞발에 체중이 실리며, 오른발은 회전하고 그와 동시에 허리가 회전하여 손이 내
눈 높이 정도까지 올라가게 한다.

❺ 동작이 끝난 후에는 다시 왼쪽 손으로 반대쪽 어퍼컷 동작을 실행한다.

> **Tip 5**
>
> ❶ 어퍼를 할 때에는 팔꿈치가 펴지지 않게 고정된 상태로 곧게 올려 주는 것이 좋다.
> ❷ 어깨에 힘을 주기보다 빠르고 짧게 쳐 주는 것이 효과적이다.
> ❸ 더킹과 섞어 바디블로우 기술로 연결 가능하다.

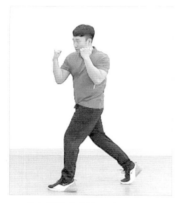 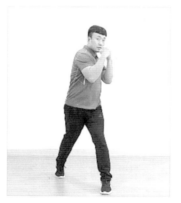 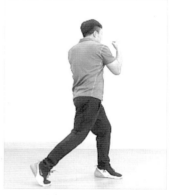

• 어퍼 왼쪽에서 본 모습   • 어퍼 정면에서 본 모습   • 어퍼 오른쪽에서 본 모습

5 바디블로우

회피 기술인 더킹 또는 위빙과 연결하여 사용하는 기술로, 상대방의 스
트레이트 공격 또는 훅 공격을 피한 후 바디를 공격하는 기술이다.

❶ 무게중심을 앞쪽에 두고 팔꿈치는 고정된 상태로 훅과 어퍼의 중간 정도 각도로 올려
친다.

❷ 무게중심이 앞쪽에 있어야 하며 훅과 어퍼처럼 팔꿈치가 고정된 상태 그대로 동작을
한다.

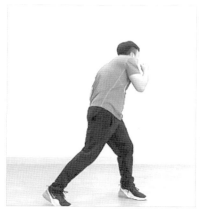 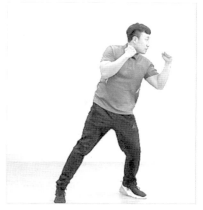

1 가드를 올린 후 왼쪽으로 허리가 회전함
과 동시에 상체를 숙여 준다.

2 체중이 앞발에 실려 있는 상태에서 그대
로 허리를 반대쪽으로 회전시키며 왼손을
상대방의 바디에 적중시킨다.

6 투원투

❶ 복싱 기본자세로 선다.

❷ 라이트 스트레이트 펀치를 한다.

❸ 라이트 스트레이트가 걸리는 순간 바로 이어 원투 동작을 한다.

＊라이트 스트레이트를 던질 때 힘을 많이 주지 않고 가볍게 툭 던진 후 바로 원투가 들어
가는 것이 좋으며 동작이 커지면 연속해서 다음 동작을 하기 힘들기 때문에 짧게 끊어서
동작을 하는 것이 좋다.

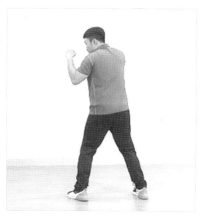 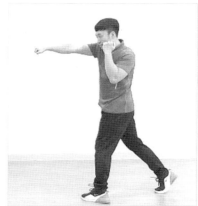

1 준비 자세

2 투

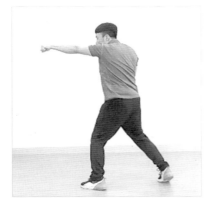

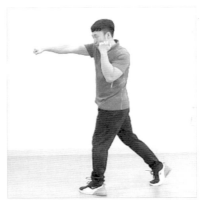

3 원   4 투

7 원투원투

❶ 복싱 기본자세로 선다.

❷ 원투를 연달아 2번 연속한다.

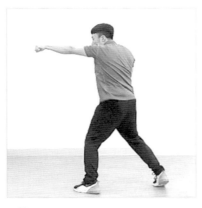

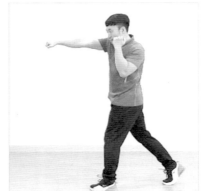

1 원   2 투

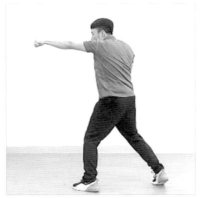

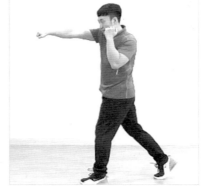

3 원   4 투

8 원투스텝

전진스텝 원투+백스텝 원투

다. 회피 기술

1 더킹

직선 공격을 피하는 회피 기술이다. 잽 또는 스트레이트 공격을 피할 수 있으며 더킹 동작 후 바디블로우기술을 연결해서 할 수 있다.

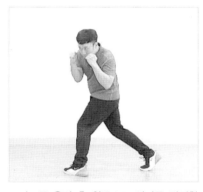

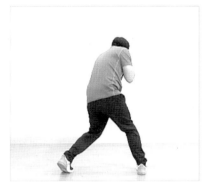

1 가드를 올린 후 왼쪽으로 허리를 회전함과 동시에 상체를 숙여 준다.

2 다시 처음의 상태로 돌아온 후, 반대쪽으로 몸을 회전시키며 뒤가 아닌 오른쪽으로 몸을 숙여 준다.

Tip 6

❶ 공격을 회피하는 기술이면서 공격을 피한 후 반격을 하기 위한 기술이기도 하다.

❷ 허리를 회전함과 동시에 상체를 앞으로 숙여 준다.

❸ 무게중심은 뒤가 아닌 앞쪽에 있어야 하고, 고개를 앞으로 숙이거나 상체를 많이 숙이지 않는다.

---

2 위빙

휘두르는 동작을 피하는 회피 기술이다. 근접거리에서 상대방의 훅 기술을 피할 때 많이 사용된다.

❶ 복싱 기본자세로 선다.

❷ 움직일 때 체중은 늘 앞쪽에 두고 알파벳 U자 모양으로 움직인다.

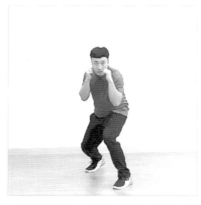
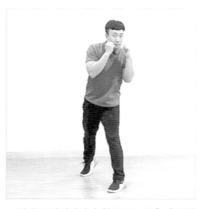

1 가드를 올린 후 상체와 하체를 같이 낮춰 2 허리를 회전시키며 왼쪽으로 몸을 움직인
  주며 몸을 숙인다.   후 일어난다.

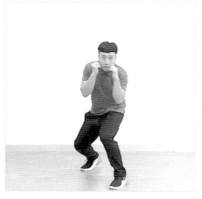
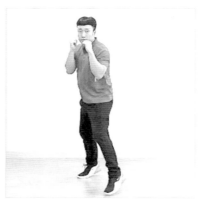

3 가드를 올린 후 상체와 하체를 같이 낮춰 4 허리를 회전시키며 오른쪽으로 몸을 움직
  주며 몸을 숙인다.   인 후 일어난다.

Tip 7

❶ 시선은 위로 향한다.

❷ 상체와 하체의 중심을 낮추며 숙인 후 허리를 회전시켜 반대쪽으로 이동한다.

❸ 체중은 앞쪽에 있으며 상체와 고개를 많이 숙이지 않는다.

❹ 더킹과 적절히 섞어서 연습하면 좋다.

3. 스텝박스 복싱 기본 스텝 👊

가. 기본자세

❶ 스텝박스 위에 왼발을 올리고 오른발은 바닥에 내린 채로 복싱 기본자세로 선다.

❷ 오른발부터 스텝박스 위에 올리며 왼발은 스텝박스의 앞쪽 바닥에 내려놓는다. 이때, 바닥에 있는 발을 점프하듯이 올릴 수도 있다.

❸ 다시 왼발부터 스텝박스 위에 올리고 오른발은 스텝박스의 뒤쪽 바닥에 내린다. 이때, 바닥에 있는 발을 점프하듯이 올릴 수도 있다.

나. 스텝박스 복싱 기본 동작

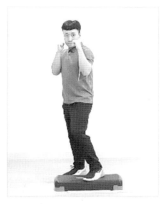

1 스텝박스 위에 왼발을 올리고 오른발은 바닥에 내린 채 복싱 기본자세로 선다.

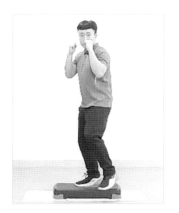

2 오른발부터 스텝박스 위에 올린다.

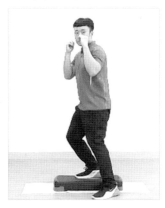

3 왼발은 스텝박스의 앞쪽 바닥에 내려놓는다.

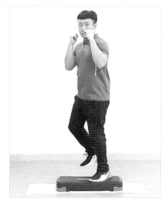

4 다시 왼발부터 스텝박스 위에 올린다.

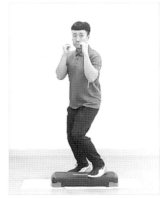

5 오른발은 스텝박스의 뒤쪽 바닥에 내린다.

다. 스텝박스 복싱 베이직스텝

복싱 베이직스텝의 준비 자세는 다음과 같다. 스텝박스 위에 왼발을 올리고 오른발
은 바닥에 내린 상태로 복싱 기본자세를 취한다.

1 잽 베이직스텝

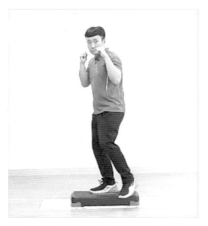

1 오른발부터 스텝박스 위에 올린다.

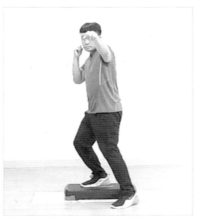

2 왼발을 스텝박스의 앞쪽 바닥에 내려놓으
며 잽동작을 한다.

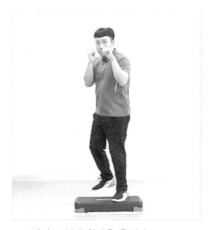

3 스텝박스 위에 왼발을 올린다.

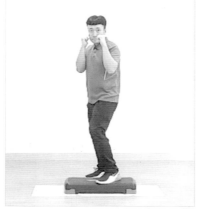

4 오른발은 바닥에 내린 상태로 복싱 기본
자세를 취한다.

② 스트레이트 베이직스텝

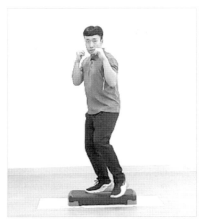

1 오른발부터 스텝박스 위에 올린다.

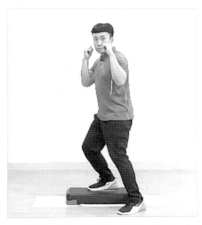

2 왼발을 스텝박스의 앞쪽 바닥에 내려놓는다.

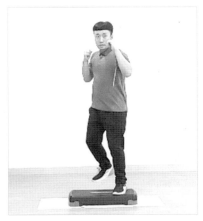

3 스텝박스 위에 왼발을 올린다.

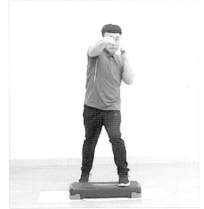

4 오른발은 바닥에 내려놓으며 스트레이트
동작을 한다.

[변형 동작] 잽 베이직+스트레이트 베이직=원투 베이직스텝

3 훅 베이직스텝

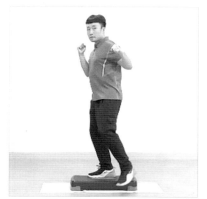

1 오른발부터 스텝박스 위에 올린다.

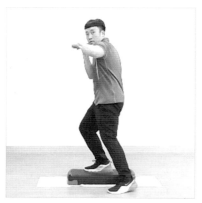

2 왼발은 스텝박스의 앞쪽 바닥에 내려놓으며 레프트 훅 동작을 한다.

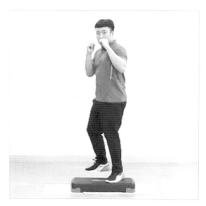

3 스텝박스 위에 왼발을 올린다.

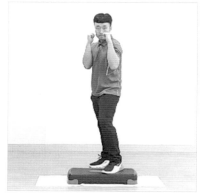

4 오른발은 바닥에 내린 상태로 복싱 기본 자세를 취한다.

[변형 동작] 좌우훅 베이직스텝

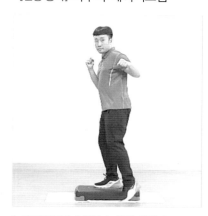

1 오른발부터 스텝박스 위에 올린다.

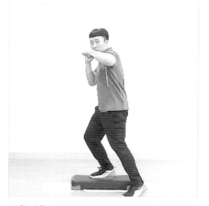

2 왼발은 스텝박스의 앞쪽 바닥에 내려놓으며 레프트 훅 동작을 한다.

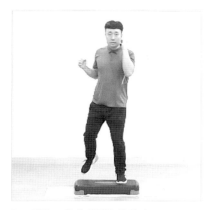

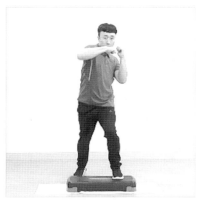

3 스텝박스 위에 왼발을 올린다.

4 오른발을 바닥에 내려놓으며 라이트 훅
  동작을 한다.

4 어퍼 베이직스텝

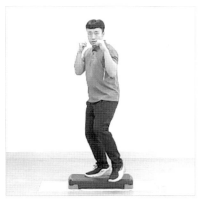

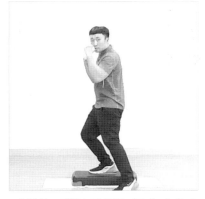

1 오른발부터 스텝박스 위에 올린다.

2 왼발을 스텝박스의 앞쪽 바닥에 내려놓으
  며 레프트 어퍼 동작을 한다.

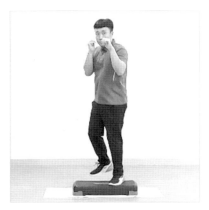

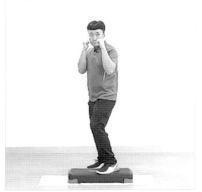

3 스텝박스 위에 왼발을 올린다.

4 오른발을 바닥에 내려놓으며 복싱 기본자
  세를 취한다.

좌우훅 베이직스텝과 마찬가지로 실시하되 훅 동작 대신 어퍼 동작을 한다.

5 더킹 베이직스텝

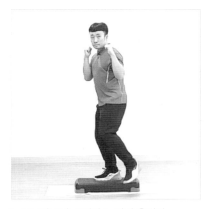

1 오른발부터 스텝박스 위에 올린다.

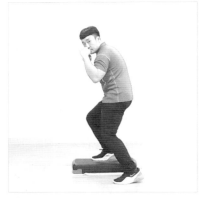

2 왼발은 스텝박스의 앞쪽 바닥에 내려놓으며 오른쪽으로 허리를 회전함과 동시에 상체를 숙여 준다.

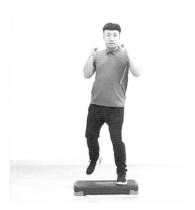

3 스텝박스 위에 왼발을 올린다.

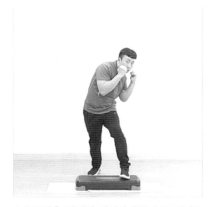

4 오른발을 바닥에 내리며 왼쪽으로 허리를 회전함과 동시에 상체를 숙여 준다.

6 위빙 베이직스텝

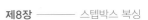

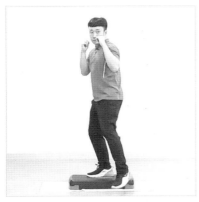

1 오른발부터 스텝박스 위에 올린다.

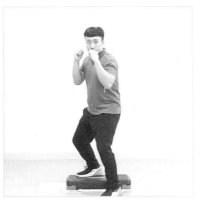

2 왼발을 스텝박스의 앞쪽 바닥에 내린다.

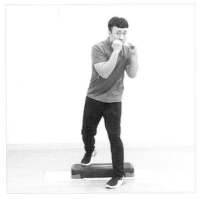

3 왼쪽으로 허리를 회전시키며 위빙 동작을 한다.

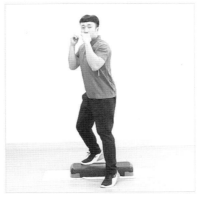

4 오른쪽으로 허리를 회전시키며 위빙 동작을 한다.

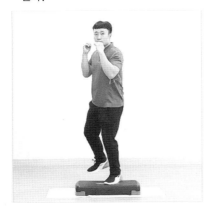

5 다시 왼발부터 스텝박스 위에 올린다.

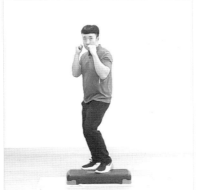

6 오른발을 스텝박스의 뒤쪽 바닥에 내린다.

라. 콤비네이션 동작

앞에서 배운 잽 베이직스텝, 훅 베이직스텝, 어퍼 베이직스텝, 그리고 뒤의 스텝박스 킥복싱 운동 방법에 나올 엘보컷 베이직스텝의 4가지를 결합하여 동작을 할 수도 있다.

스텝박스 복싱 베이직스텝 안무

Rocky training music

안무: 주종민

파트	박자	스텝박스 동작
음악	32	잽 베이직스텝
	32	스트레이트 베이직스텝
	32	원투 베이직스텝
	32	훅훅 베이직스텝
	32	원투어퍼어퍼 베이직스텝
	32	잽잽원투훅훅 베이직스텝
	32	위빙 베이직스텝

QR코드 스캔

음악에 맞추어
스텝박스 복싱 동작을
익혀 보세요

4. 복싱 스텝박스 응용 스텝 1모둠

가. 원투어퍼어퍼 스텝

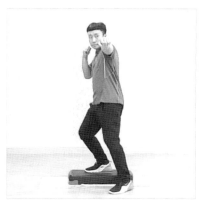

1 오른발부터 스텝박스 위에 올리고 왼발은 스텝박스의 앞쪽 바닥에 내려놓으며 레프트 잽 동작을 한다.

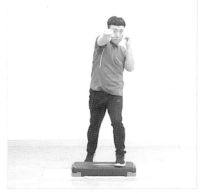

2 스텝박스 위에 왼발을 올리고 오른발은 바닥에 내리며 라이트 스트레이트를 한다.

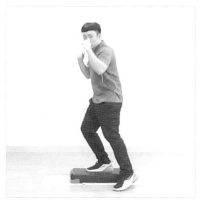

3 오른발부터 스텝박스 위에 올리고 왼발은 스텝박스의 앞쪽 바닥에 내려놓으며 레프트 어퍼 동작을 한다.

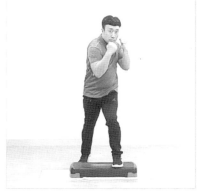

4 스텝박스 위에 왼발을 올리고 오른발은 바닥에 내리며 라이트 어퍼 동작을 한다.

나. 원투원투 위빙위빙 스텝

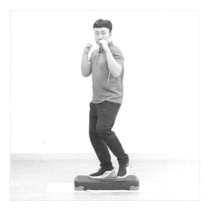

1 오른발부터 스텝박스 위에 올린다.

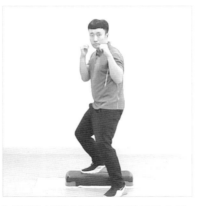

2 왼발은 스텝박스의 앞쪽 바닥에 내려놓는다.

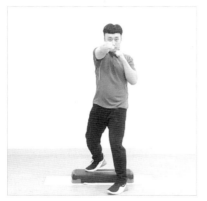

3 원투원투 동작을 4박자에 한다.

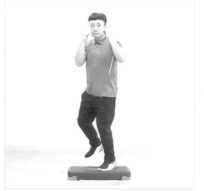

4 스텝박스 위에 왼발을 올리고 오른발은 바닥에 내린 상태로 복싱 기본자세를 취한다.

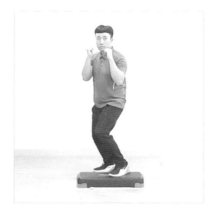

5 오른발을 바닥에 내린다.

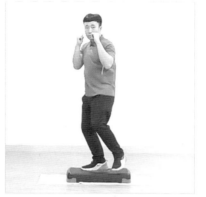

6 오른발부터 스텝박스 위에 올린다.

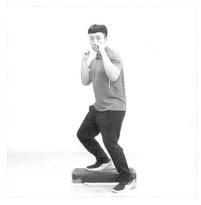

7 왼발을 스텝박스의 앞쪽 바닥에 내려놓는다.

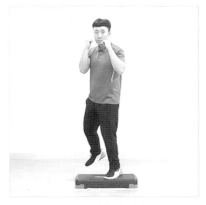

8 스텝박스 위에 왼발을 올린다.

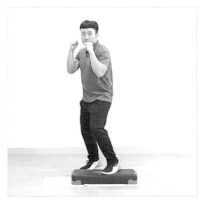

9 오른발은 바닥에 내린다.

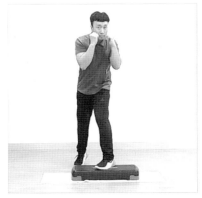

10 왼쪽으로 몸을 틀어 위빙 동작을 한다.

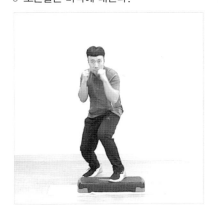

11 오른쪽으로 몸을 틀어 위빙 동작을 한다.

다. 원투원투 더킹 원투 위빙 스텝

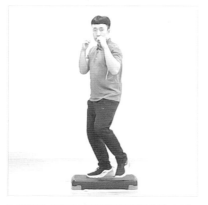

1 왼발을 스텝박스의 앞쪽 바닥에 내려놓는다.

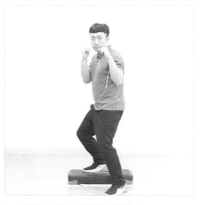

2 스텝박스 위에 왼발을 올린다.

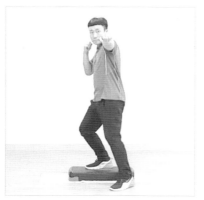

3 원투원투 동작을 4박자에 한다.

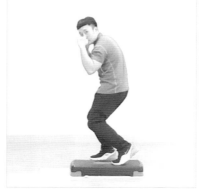

4 스텝박스 위에 왼발을 올리고 오른발은
바닥에 내린 후, 더킹 동작을 한다.

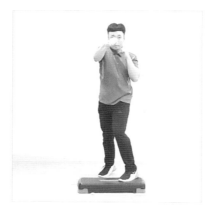

5 원투 동작을 2박자에 한다.

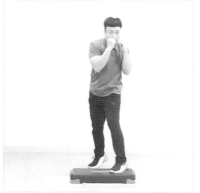

6 왼쪽으로 몸을 틀어 위빙 동작을 한다.

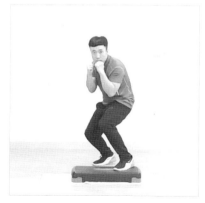

7 오른쪽으로 몸을 틀어 위빙 동작을 한다.

라. 원투원투 더킹 어퍼 훅 어퍼 스텝

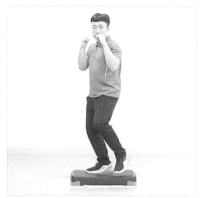

1 오른발을 스텝박스 위에 올린다.

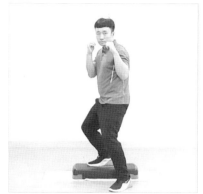

2 바닥에 왼발을 내린다.

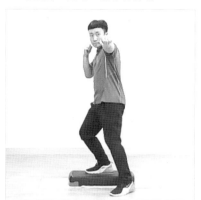

3 원투원투 동작을 4박자에 한다.

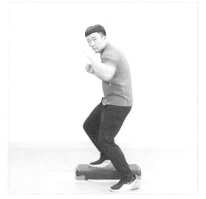

4 스텝박스 위에 왼발을 올리고 오른발은
  바닥에 내린 후, 더킹 동작을 한다.

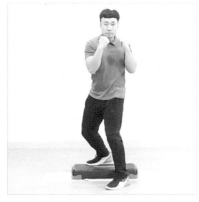

5 바로 이어 어퍼 동작을 한다.

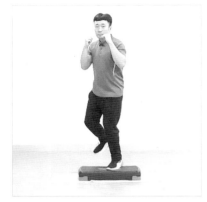

6 스텝박스 위에 왼발을 올린다.

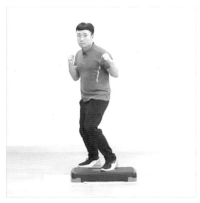

7 오른발을 바닥에 내린다.

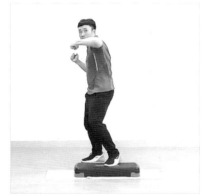

8 훅 동작을 한다.

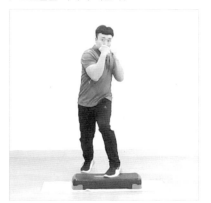

9 바로 이어 어퍼 동작을 한다.

마. 원투원투 더킹 훅 원투 스텝

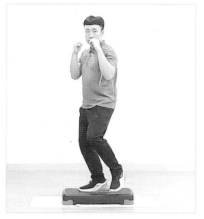

1 오른발을 스텝박스 위에 올린다.

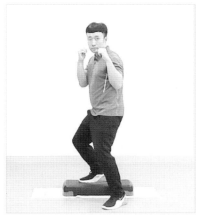

2 바닥에 왼발을 내린다.

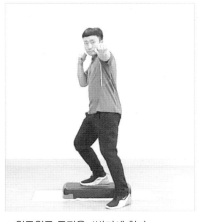

3 원투원투 동작을 4박자에 한다.

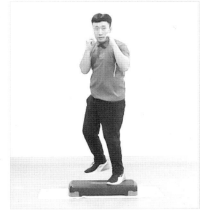

4 스텝박스 위에 왼발을 올린다.

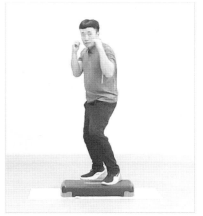

5 오른발을 바닥에 내린다.

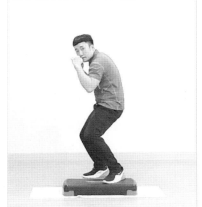

6 더킹 동작을 한다.

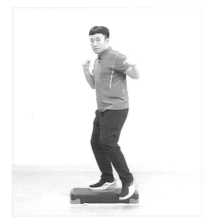

7 스텝박스 위에 오른발을 올린다.

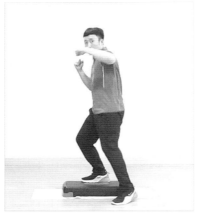

8 왼발을 바닥에 내리며 훅 동작을 한다.

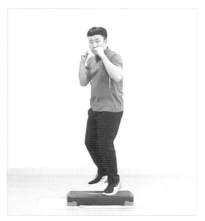

9 스텝박스 위에 왼발을 올린다.

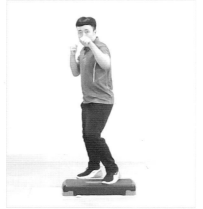

10 바닥에 오른발을 내린다.

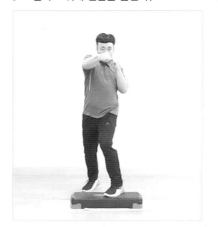

11 원투 동작을 2박자에 한다.

바. 원투 더킹 스텝

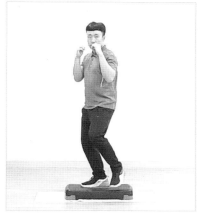

1 오른발을 스텝박스 위에 올린다.

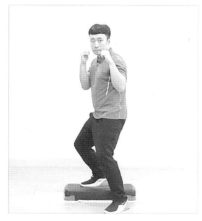

2 바닥에 왼발을 내린다.

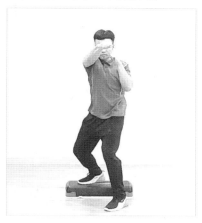

3 원투 동작을 2박자에 한다.

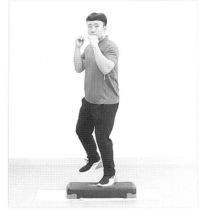

4 스텝박스 위에 왼발을 올린다.

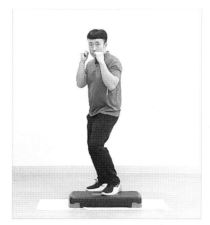

5 바닥에 오른발을 내린다.

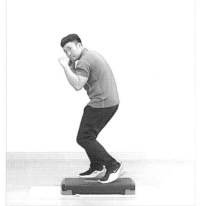

6 오른쪽으로 더킹 동작을 한다.

사. 원투 훅 투 위빙위빙 스텝

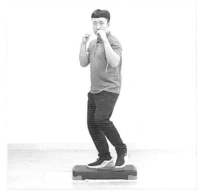

1 오른발을 스텝박스 위에 올린다.

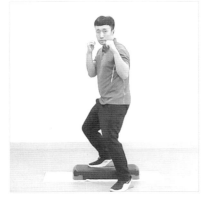

2 바닥에 왼발을 내린다.

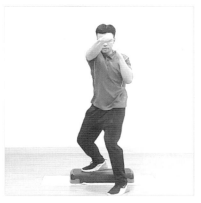

3 원투 동작을 2박자에 한다.

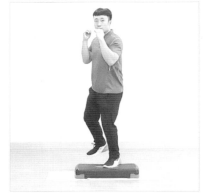

4 스텝박스 위에 왼발을 올린다.

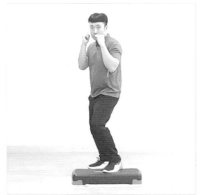

5 바닥에 오른발을 내린다.

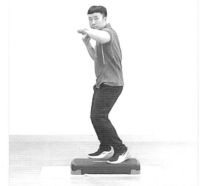

6 훅 동작을 1박자에 한다.

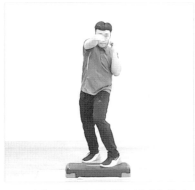

7 그 자세 그대로 투 동작을 1박자에 한다.

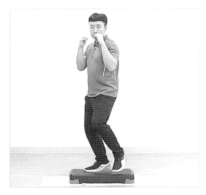

8 오른발을 스텝박스 위에 올린다.

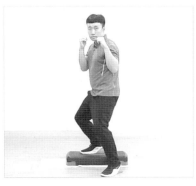

9 바닥에 왼발을 내린다

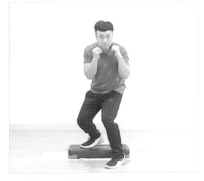

10 왼쪽으로 위빙을 한다.

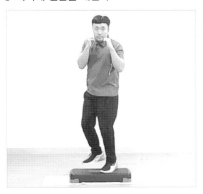

11 왼발을 스텝박스 위에 올린다.

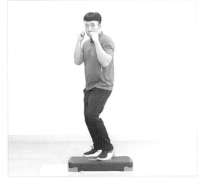

12 오른발을 바닥에 내린다.

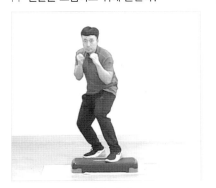

13 오른쪽으로 위빙을 한다.

복싱스텝박스 응용 스텝 1모둠 안무

<div align="center">~~~~~~~~~~ Run ~~~~~~~~~~</div>

안무: 주종민

파트	박자	스텝박스 동작
	32	원투어퍼어퍼 스텝
	32	원투원투 위빙위빙
	32	원투원투 더킹 원투 위빙 위빙
음악	32	원투원투 더킹 어퍼 훅 어퍼
	32	원투원투 더킹 훅 원투
	32	원투 더킹 원투 더킹
	32	원투 훅 투 위빙위빙

QR코드 스캔

음악에 맞추어
스텝박스 복싱 동작을
익혀 보세요

5. 복싱스텝박스 응용 스텝 2모둠

가. 더킹스트레이트스텝

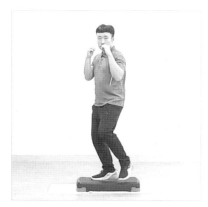

1 오른발을 스텝박스 위에 올린다.

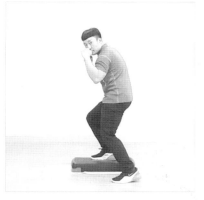

2 왼발을 바닥에 내려놓는 동시에 몸을 오른쪽으로 낮추며 틀어 더킹 동작을 한다.

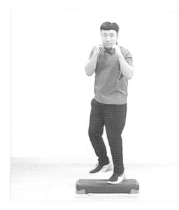

3 왼발부터 스텝박스 위에 올린다.

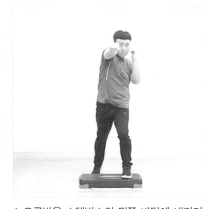

4 오른발을 스텝박스의 뒤쪽 바닥에 내리며 라이트스트레이트를 한다.

나. 잽 베이직 플라이(가슴근육 모아 주기) 스텝

❶ 잽 베이직 스텝을 한다.

❷ 다시 제자리로 돌아온다.

❸ 가슴을 모아 주는 동작을 하며 오른발을 바닥에 포인트 하고 스텝박스 위에 올린다.

❹ 가슴을 모아 주는 동작을 하며 왼발을 바닥에 포인트한 후 반대 방향(사우스포)으로 복싱 기본자세를 취한다.

다. 잽-잽-원투-원투스텝

각각의 복싱 동작을 복싱 베이직스텝 동작에 맞추어 실시한다.

라. 잽-잽-원투-훅훅스텝

각각의 복싱 동작을 복싱 베이직스텝 동작에 맞추어 실시한다.

마. 잽-잽-원투-어퍼어퍼스텝

각각의 복싱 동작을 복싱 베이직스텝 동작에 맞추어 실시한다.

바. 세미턴스트레이트 스텝

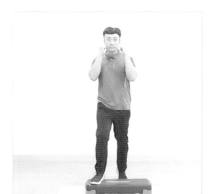 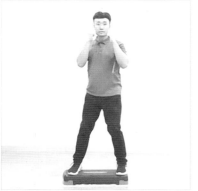

1 오른발을 스텝박스 오른쪽 코너 위에 올린다.　2 왼발을 스텝박스 왼쪽 코너 위에 올린다.

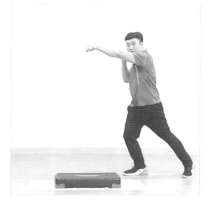

3 오른발을 왼쪽 끝 대각선 바닥에 내려놓는다.　4 왼발을 오른발 뒤로 빼서 내려놓으며 레프트 스트레이트 동작을 한다.

사. 업포인트 원투 스텝

❶ 오른발을 스텝박스 위에 올린다.

❷ 왼발을 스텝박스 위에 올리며 포인트한다.

❸ 오른발을 바닥에 내린다.

❹ 왼발을 스텝박스위에 포인트한 후 원투 베이직스텝을 한다.

아. 업포인트 원투원투 스텝

❶ 오른발을 스텝박스 위에 올린다.

❷ 왼발을 스텝박스 위에 올리며 포인트한다.

❸ 왼발을 바닥에 내리며 원투원투를 2박자에 빠르게 한다.

자. 업포인트 어퍼 훅 스텝

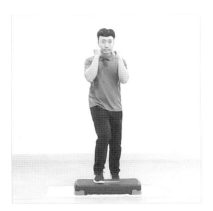

1 오른발을 스텝박스 위에 올린다.   2 왼발을 스텝박스 위에 올리며 포인트한다.

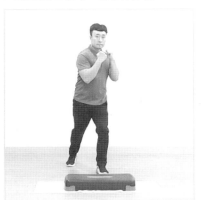
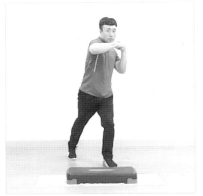

3,4 왼발을 바닥에 내리며 복싱 기본자세를 취하고 어퍼 혹은 훅을 한다.

차. 브이양발 스트레이트 스텝

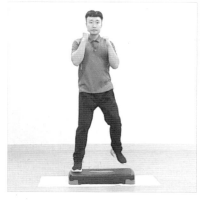

1 오른발을 스텝박스 오른쪽 끝에 올린다.

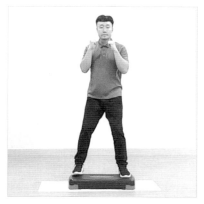

2 왼발도 스텝박스 왼쪽 끝에 올린다.

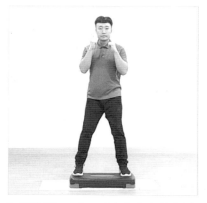

3 오른발을 그대로 바닥에 내린다(내려올 때 발을 가운데에 모으지 않는다).

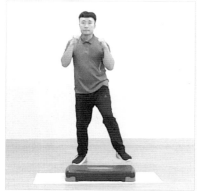

4 왼발의 보폭을 크게 하여 뒤로 크게 내딛는다.

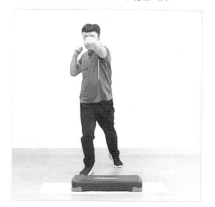

5 레프트 스트레이트 동작을 한다.

발을 스텝박스 왼쪽 끝에 올리고 반대 방향도 동작을 한다.

복싱스텝박스 응용 스텝 2모둠 안무

Run

안무: 주종민

파트	박자	스텝박스 동작
음악	32	더킹스트레이트 스텝
	32	잽 베이직 플라이 스텝
	32	잽-잽-원투-원투스텝
	32	잽-잽-원투-훅훅스텝
	32	잽-잽-원투-어퍼어퍼스텝
	32	세미턴스트레이트 스텝
	32	원투 훅 투 위빙위빙
	32	업포인트 원투 스텝
	32	업포인트 원투원투 스텝
	32	브이양발 스트레이트 스텝

QR코드 스캔

음악에 맞추어
스텝박스 복싱 동작을
익혀 보세요

6. 복싱스텝박스 응용 스텝 3모둠

가. 엑스 잽 스텝

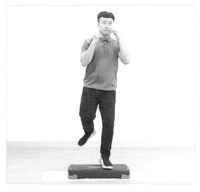

1 오른발을 들어 스텝박스 앞쪽으로 보낸다.

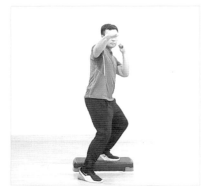

2 오른발을 스텝박스 앞쪽 바닥에 내리며 라이트 잽을 한다.

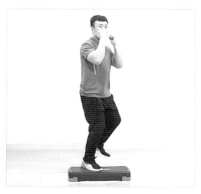

3 오른발을 스텝박스 위에 올리며 왼발을 뒤쪽으로 보낸다.

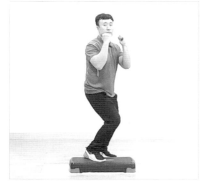

4 왼발을 바닥에 내린다.

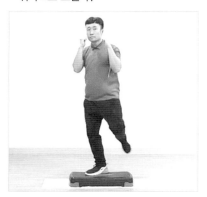

5 왼발을 들어 스텝박스 앞쪽으로 보낸다.

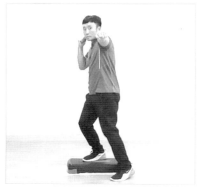

6 왼발을 스텝박스 앞쪽 바닥에 내리며 레프트 잽을 한다.

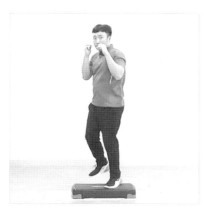

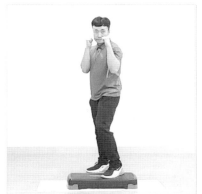

7 왼발을 스텝박스 위에 올리며 오른발을 뒤쪽으로 보낸다.

8 오른발을 바닥에 내린다.

나. 엑스 원투 스텝

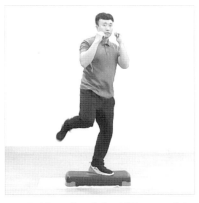

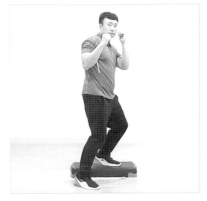

1 오른발을 들어 스텝박스 앞쪽으로 보낸다.

2 오른발을 바닥에 내린다.

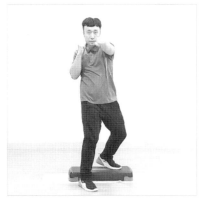

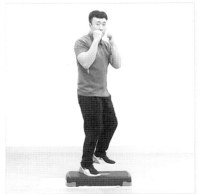

3 원투 동작을 2박자에 한다.

4 오른발을 스텝박스 위에 올리며 왼발을 뒤쪽으로 보낸다.

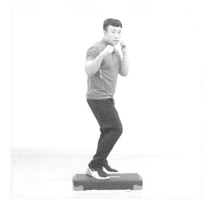

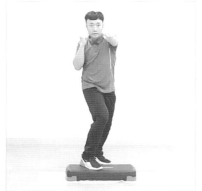

5 왼발을 바닥에 내린다.   6 원투 동작을 2박자에 한다.

*반대쪽도 방향만 바꾸어 동일하게 실시한다.

다. 엑스스텝 4박자째마다 잽

오른손 잽–왼손 잽 순으로 실시한다.

라. 엑스 원투 훅훅 스텝

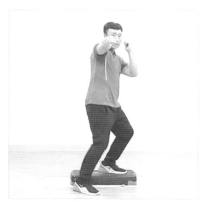

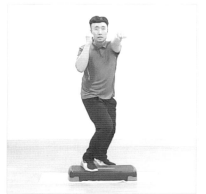

1 오른발을 들어 스텝박스 앞쪽 바닥에 내   2 오른발을 스텝박스 위에 올리고 왼발을 바
리며 라이트 잽을 한다.   닥에 내리며 레프트 스트레이트를 한다.

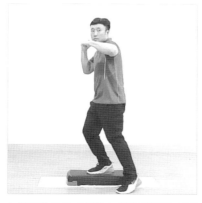

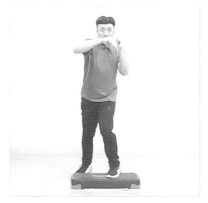

3 왼발을 들어 스텝박스 앞쪽 바닥에 내리 4 왼발을 스텝박스 위에 올리고 오른발을
  며 레프트 훅을 한다.   바닥에 내리며 라이트 훅을 한다.

마. 엑스 어퍼어퍼 훅훅 스텝

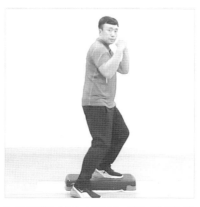

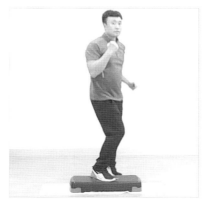

1 오른발을 들어 스텝박스 앞쪽 바닥에 내 2 오른발을 스텝박스 위에 올리고 왼발을
  리며 라이트 어퍼를 한다.   바닥에 내리며 레프트 어퍼를 한다.

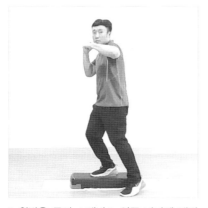

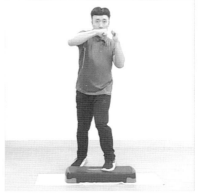

3 왼발을 들어 스텝박스 앞쪽 바닥에 내리 4 왼발을 스텝박스 위에 올리고 오른발을
  며 레프트 훅을 한다.   바닥에 내리며 라이트 훅을 한다.

복싱스텝박스 응용 스텝 3모둠 안무

Run

안무: 주종민

파트	박자	스텝박스 동작
음악	32	엑스 잽 스텝
	32	엑스 원투 스텝
	32	엑스스텝 3박자 발 구른 뒤 4박자째 잽
	32	엑스 원투 훅훅 스텝
	32	엑스 어퍼어퍼 훅훅 스텝
	32	엑스 잽 스텝
	32	엑스 원투 스텝
	32	엑스스텝 3박자 발 구른 뒤 4박자째 잽
	32	엑스 원투 훅훅 스텝
	32	엑스 어퍼어퍼 훅훅 스텝

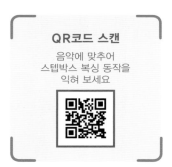

QR코드 스캔

음악에 맞추어
스텝박스 복싱 동작을
익혀 보세요

6. 복싱 스텝박스 응용 스텝 4모둠

가. 포인트 잽

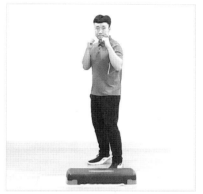

1 스텝박스 아래에서 준비 자세를 취한다.

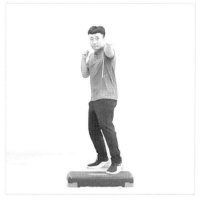

2 왼발로 스텝박스를 포인트하며 잽을 한다.

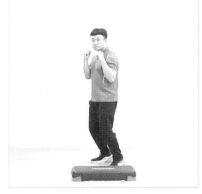

3 왼발로 바닥을 포인트한다.

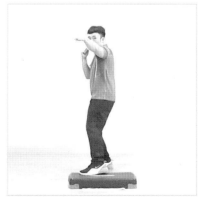

4 왼발로 스텝박스 위의 오른쪽 부분을 포인트하며 잽을 한다.

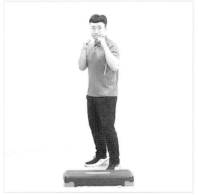

5 왼발을 바닥을 포인트한다.

나. 투탭잽잽 스텝

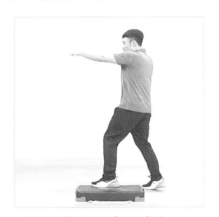

- 투탭스텝을 하며 잽을 2회 한다.

[변형 동작]

❶ 투탭원투 스텝: 투탭스텝을 하며 2번 전진하는 동안 원투 동작을 한다.

❷ 투탭스텝 후 원투원투: 투탭스텝을 한 후 원투원투 동작을 한다.

다. 사이드점핑포인트 잽 스텝

스텝박스를 세로로 길게 놓은 상태로 동작한다.

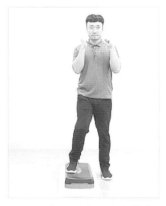

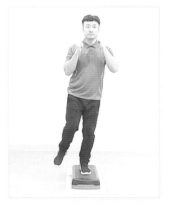

1 오른발을 스텝박스 위에 올리고 기본자세를 취한다.

2 왼발을 스텝박스 위에 올리는 동시에 오른발을 점프한다.

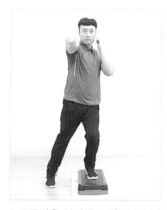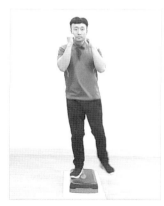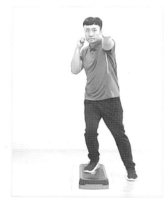

3 오른발을 바닥에 포인트하며 라 4 오른발을 스텝박스 위에 올리는 5 왼발을 바닥에 포인트하며 레프
  이트 잽을 한다.   동시에 왼발을 점프한다.   트 잽을 한다.

[변형 동작] 사이드 점핑 원투 스텝

❶ 스텝박스를 세로로 길게 놓는다.

❷ 오른발을 스텝박스 위에 올리며 잽을 한다.

❸ 왼발을 스텝박스 위에 올리는 동시에 오른발을 점프하여 반대편 바닥에 내리며 잽을 한다.

❹ 오른발을 스텝박스 위에 올리는 대신에 왼발을 점프하여 반대편 바닥에 내리며 원투를 한다.

❺ 왼발을 스텝박스 위에 올리는 동시에 오른발을 점프하여 반대편 바닥에 내리며 원투를 한다.

라. 사이드 점핑포인트 위빙 스텝

스텝박스를 세로로 길게 놓은 상태로 동작한다. 사이드점핑 스텝을 한 번 할 때마다 위빙을 3회 실시한다.

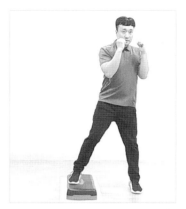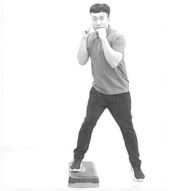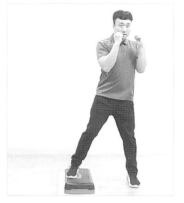

1 왼쪽으로 첫 번째 위빙   2 오른쪽으로 두 번째 위빙   3 왼쪽으로 세 번째 위빙

제9장
스텝박스 킥복싱

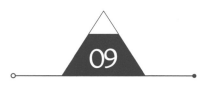

스텝박스 킥복싱

1. 킥복싱 기본 기술

가. 엘보 컷

❶ 기본자세를 취한다.

❷ 호흡을 내쉬며 허리와 몸통을 오른쪽으로 살짝 비틀면서 팔꿈치가 수직
이 되도록 왼팔을 힘 있게 오른쪽으로 당겨 준다.

❸ 이때 오른손은 턱 옆에 붙인 채 배에 힘을 주고 왼발 뒤꿈치를 살짝 들면서 왼손 주먹
을 오른쪽 어깨 방향으로 당겨 준다.

❹ 다시 왼팔은 내려 왼손을 인중 앞으로 가져온다.

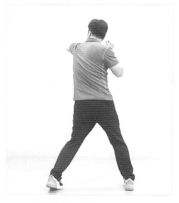
• 왼쪽에서 본 모습

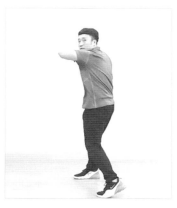
• 정면에서 본 모습

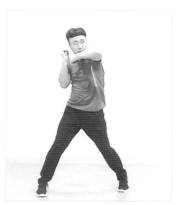
• 오른쪽에서 본 모습

나. 엘보하이

❶ 기본자세를 취한다.

❷ 호흡을 내쉬며 허리와 몸통을 오른쪽으로 살짝 비틀면서 왼쪽 팔꿈치를
힘 있게 아래에서 위로 들어 올린다.

❸ 오른손은 턱 옆에 붙인 채 왼발 뒤꿈치를 살짝 들면서 팔꿈치가 귀를 스치듯 들어 올린다. 다시 왼팔은 내려 왼손을 인중 앞으로 가져온다.

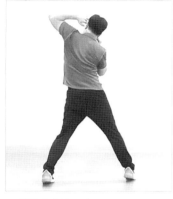

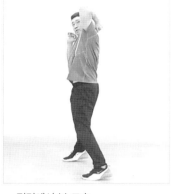

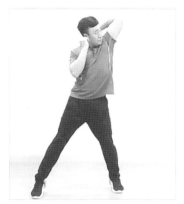

· 왼쪽에서 본 모습   · 정면에서 본 모습   · 오른쪽에서 본 모습

다. 킥-로우킥, 미들킥, 하이킥

❶ 기본자세를 취한다.

❷ 오른쪽 무릎을 들어 올려 허리를 틀어서 무릎을 펴서 찬다. 이때, 왼팔은 자세를 유지하고 오른팔은 힘 있게 아래로 내린다.

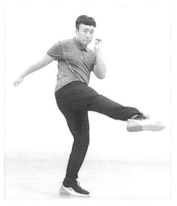

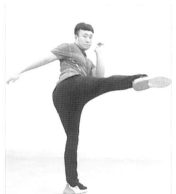

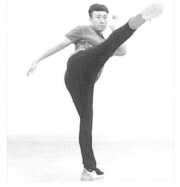

· 로우킥   · 미들킥   · 하이킥

라. 니킥

복싱의 훅할 거리에서 엘보우, 어퍼할 거리에서 니킥을 한다.

❶ 기본자세를 취한다.

❷ 숨을 내쉬며 오른쪽 무릎을 구부려서 무릎으로 상대방의 가슴 부위를 찌른다는 느낌으로 가슴 쪽으로 들어 올린다. 이때 양팔은 힘 있게 아래로 내리고, 오른쪽 발목의 힘을 빼고 발끝이 되도록 아래로 향하게 한다.

❸ 처음 자세로 돌아오고 왼쪽 무릎도 같은 방법으로 구부려서 들어 올린다.

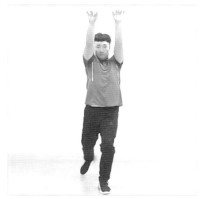 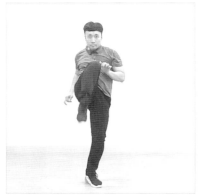

· 예비 자세　　　　　　　　· 니킥 동작

Tip 1

니킥을 여러 번 빠르게 해서 복근을 기를 수 있다.

마. 사이드블록

❶ 기본자세를 취한 다음 숨을 내쉬며 오른쪽 무릎을 구부려서 오른쪽 팔꿈치에 무릎이 닿도록 들어 올린다. 이때 양팔은 기본자세를 유지하고 오른쪽 발목을 펴서 발끝이 아래를 향하게 한다.

❷ 처음 자세로 돌아오고 왼쪽 무릎도 같은 방법으로 구부려서 들어 올린다.

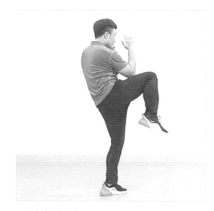

· 사이드블록

바. 푸쉬킥

❶ 기본자세를 취한다.

❷ 오른쪽 무릎을 구부려서 들어 올렸다가 밀어내듯 무릎을 펴면서 발을 앞으

로 찬다. 이때 엉덩이는 앞으로 밀어주고 왼팔은 자세를 유지한 채 오른팔은 힘 있게 아래로 내린다.

❸ 처음 자세로 돌아오고 왼발도 같은 방법으로 무릎을 구부렸다가 펴면서 앞으로 찬다.

2. 스텝박스 킥복싱 기본 스텝

가. 스텝박스 킥복싱 기본자세

기본자세는 앞 장의 스텝박스 복싱과 동일하다.

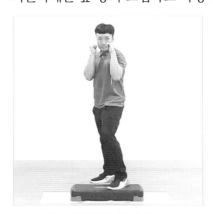

· 스텝박스 킥복싱의 기본자세

나. 베이직엘보컷스텝

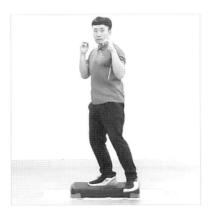

1 오른발부터 스텝박스 위에 올린다.

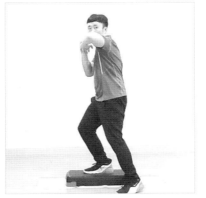

2 왼발을 스텝박스의 앞쪽 바닥에 내려놓으며 엘보컷 동작을 한다.

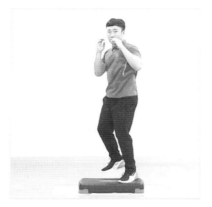

3 스텝박스 위에 왼발을 올린다.

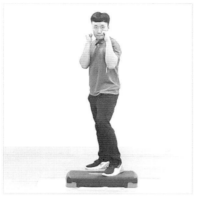

4 오른발을 바닥에 내린다.

다. 베이직엘보하이스텝

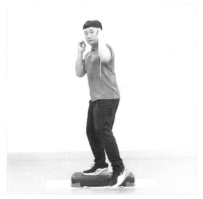

1 오른발부터 스텝박스 위에 올린다.

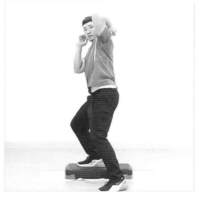

2 왼발을 스텝박스의 앞쪽 바닥에 내려놓으며 엘보하이 동작을 한다.

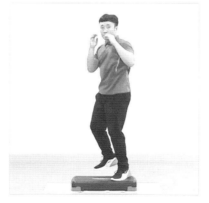

3 스텝박스 위에 왼발을 올린다.

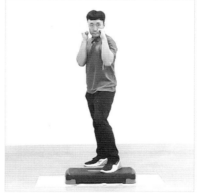

4 오른발을 바닥에 내린다.

라. 베이직 로우킥 스텝

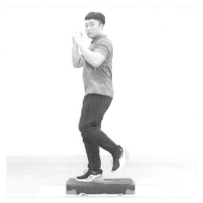

1 오른발부터 스텝박스 위에 올린다.

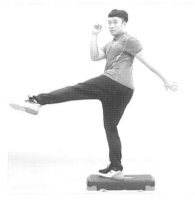

2 왼발 로우킥 동작을 한다.

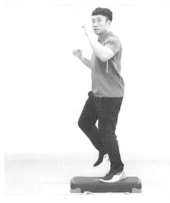

3 스텝박스 위에 왼발을 올린다.

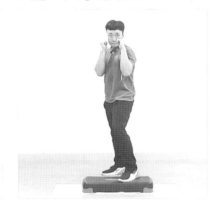

4 오른발을 바닥에 내린다.

마. 베이직 킥스텝

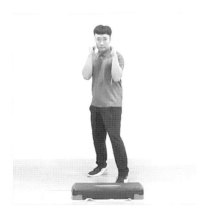

1 준비 자세

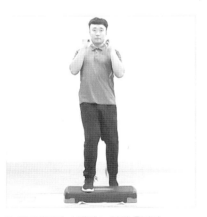

2 오른발부터 스텝박스 위에 올린다.

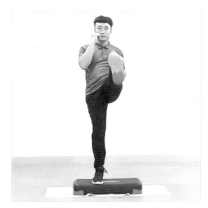

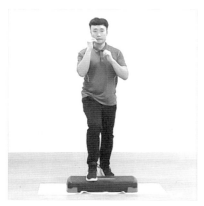

3 왼발 킥 동작을 한다.

4 왼발을 바닥에 내린다.

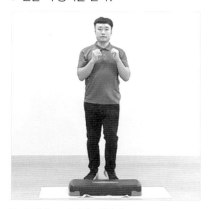

5 오른발도 바닥에 내린다.

바. 베이직니킥스텝

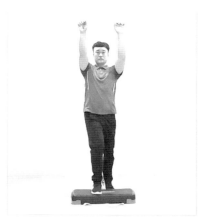

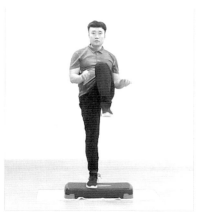

1 오른발을 스텝박스 위에 올리며 니킥 예
  비 자세를 취한다.

2 레프트 니킥을 한다.

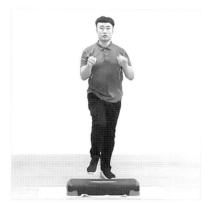

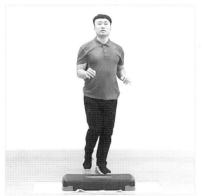

3 왼발을 바닥에 내린다.

4 오른발도 바닥에 내린다.

사. 얼티네이트니킥스텝

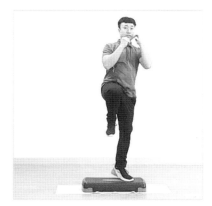

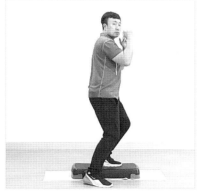

1 라이트 니킥을 한다.

2 오른발을 스텝박스의 앞쪽 바닥에 내려놓는다.

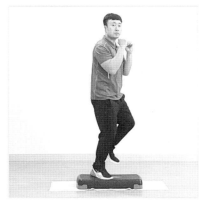

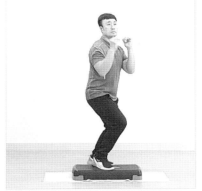

3 오른발을 스텝박스 위에 올린다.

4 왼발을 바닥에 내린다.

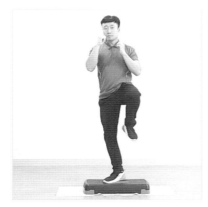

5 레프트 니킥을 한다.

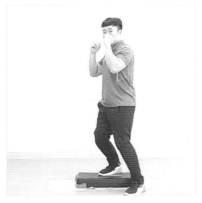

6 왼발을 스텝박스의 앞쪽 바닥에 내려놓는다.

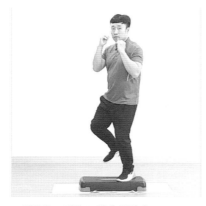

7 왼발을 스텝박스 위에 올린다.

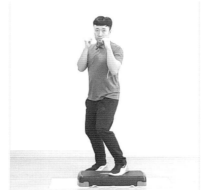

8 오른발을 바닥에 내린다.

아. 백스텝 로우킥

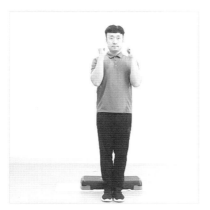

1 스텝박스의 앞에 서서 준비 자세를 취한다.

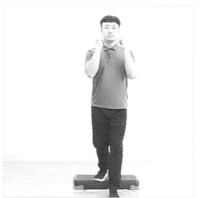

2 오른발을 스텝박스 위에 올린다.

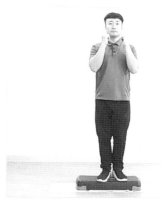 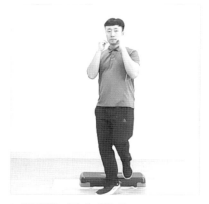

3 왼발을 스텝박스 위에 올린다.　　　4 오른발을 바닥에 내린다.

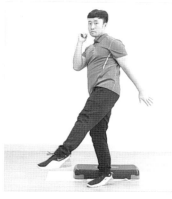

5 왼발 로우킥을 한다.

반대쪽도 동일하게 실시한다.

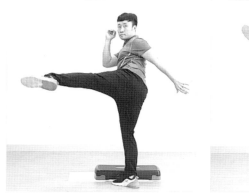 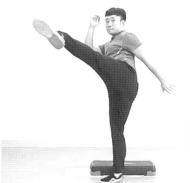

6, 7 마지막 동작을 미들킥이나 하이킥으로 바꾸어 실시할 수도 있다.

스텝박스 킥복싱 기본 스텝 안무

Rocky traing music

안무: 주종민

파트	박자	스텝박스 동작
음악	32	베이직엘보컷스텝
	32	베이직엘보하이스텝
	32	베이직 로우킥 스텝
	32	베이직 킥스텝
	32	베이직니킥스텝
	32	베이직푸쉬킥 스텝
	32	얼티네이트니킥스텝

QR코드 스캔

음악에 맞추어
스텝박스 동작을
익혀 보세요

3. 스텝박스 킥복싱 응용 스텝

다음은 스텝박스 킥복싱 응용 스텝 중 사이드스텝류 모음이다.

가. 사이드점핑 니킥 스텝

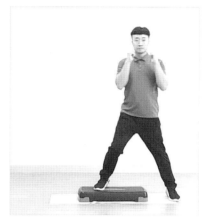

1 오른발을 스텝박스 위에 올린다.

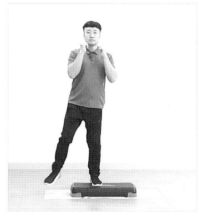

2 오른발을 점프하며 왼발을 스텝박스 위에 올린다.

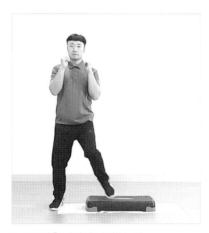

3 오른발을 바닥에 내려놓는다.

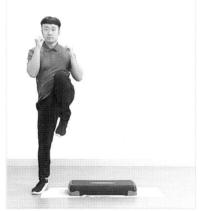

4 왼발로 니킥을 한다.

나. 사이드점핑잽스텝

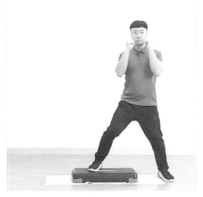

1 오른발을 스텝박스 위에 올린다.

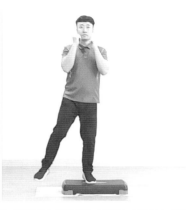

2 오른발을 점프하며 왼발을 스텝박스 위에 올린다.

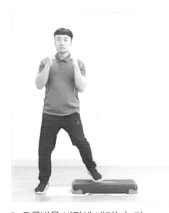

3 오른발을 바닥에 내려놓는다.

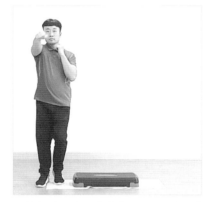

4 왼발 앞꿈치를 바닥에 포인트하며 잽을 한다.

[변형 스텝] 사이드점핑 잽-잽-원투-엘보컷엘보컷 스텝

다. 사이드점핑 더블킥 스텝

❶ 스텝박스를 가로로 길게 놓는다.

❷ 스텝박스의 왼쪽 사이드에 선다.

❸ 오른발을 스텝박스 위에 올린다.

❹ 오른발을 점프하며 왼발을 스텝박스 위에 올린다.

❺ 오른발을 스텝박스 바닥 오른쪽 끝부분에 내린다.

❻ 왼발을 바닥에 내리며 앞꿈치를 포인트한다.

❼ 왼발 앞차기를 2회 한 후, 앞꿈치를 포인트한다.

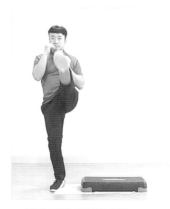

• 사이드점핑 더블킥 스텝

라. 사이트점핑 더블 로우킥 스텝

❶ 스텝박스를 가로로 길게 놓는다.

❷ 스텝박스의 왼쪽 사이드에 선다.

❸ 오른발을 스텝박스 위에 올린다.

❹ 오른발을 점프하며 왼발을 스텝박스 위에 올린다.

❺ 오른발을 스텝박스 바닥 오른쪽 끝부분에 내린다.

❻ 왼발을 바닥에 내리며 앞꿈치를 포인트한다.

❼ 왼발 로우킥을 2회 한 후, 앞꿈치를 포인트한다.

❽ 오른쪽도 동일하게 실시한다(오른발 로우킥).

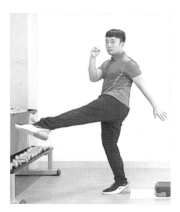

• 사이드점핑 더블 로우킥

마. 사이드턴 엘보치기

사이드턴스텝을 하며 마지막 박에 왼발을 바닥에 내려놓지 않고 회전하는 힘을 이용하여 엘보치기를 한다.

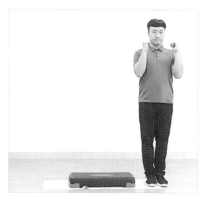

1 스텝박스의 사이드에 서서 준비 자세를 취한다.

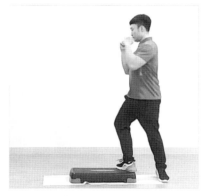

2 오른발부터 스텝박스 위에 올라간다.

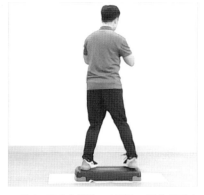

3 사이드턴하며 왼발도 스텝박스 위에 올린다.

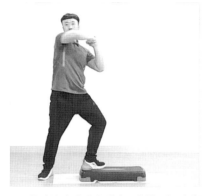

4 오른발부터 바닥에 내려오며 엘보우 자세를 취한다.

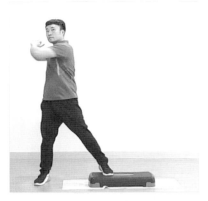

* 동작을 마치고. 왼발을 스텝박스 위에서 한 번 구른 후 반대쪽 방향도 동작을 한다.

[변형 동작] 사이드턴 로우킥

6 사이드턴의 회전력을 이용하여 엘보치기를 한다.

바. 4방향 로우킥

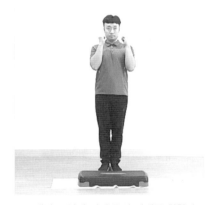

1 스텝박스 앞에 서서 준비 자세를 취한다.

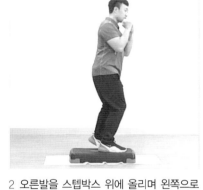

2 오른발을 스텝박스 위에 올리며 왼쪽으로 몸을 180도 돌린다.

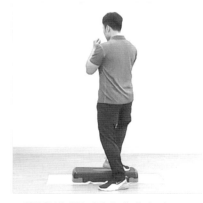

3 왼발을 반대쪽 바닥에 내려놓는다.

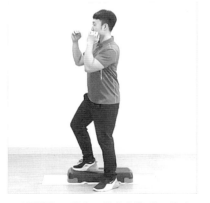

4 오른발을 스텝박스 위에서 한 번 구른다.

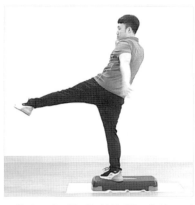

5 왼발 로우킥을 한다(왼발을 내려놓으며 원투를 한다).

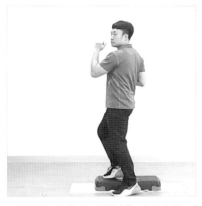

6 왼발을 내려놓는다(왼발을 바닥에 한 번 구른다).

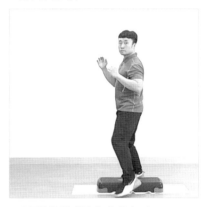

7 오른발을 반대쪽에 내려놓는다.

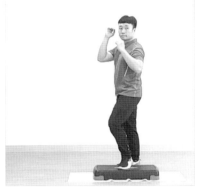

8 왼발을 스텝박스 위에 올린다.

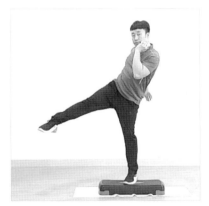

9 오른발 로우킥을 한다(오른발을 내려놓으며 원투를 한다).

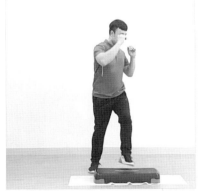

10 오른발을 바닥에 내려놓으며 왼쪽으로 90도 돌아 반대쪽을 본다.

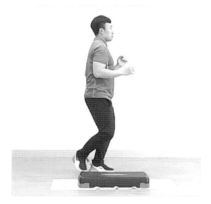

11 왼발을 바닥에 내려놓는다.

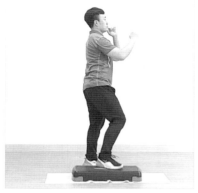

12 오른발을 스텝박스 위에 올린다.

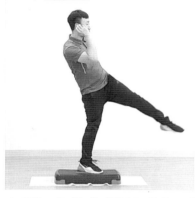

13 왼발 로우킥을 한다(왼발을 내려놓으며 원투를 한다).

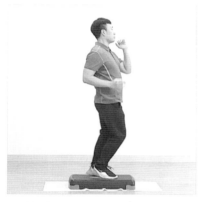

14 왼발을 바닥에 내려놓는다(왼발을 바닥에 한 번 구른다).

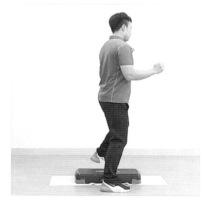

15 오른발을 바닥에 내려놓는다.

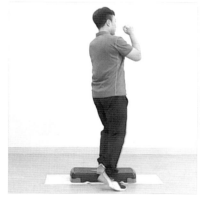

16 왼발을 스텝박스 위에 올린다.

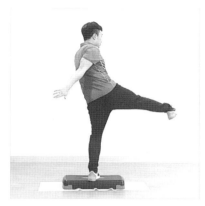

17 오른발 로우킥을 한다(오른발을 내려놓
   으며 원투를 한다).

[변형 동작] 4방향 원투

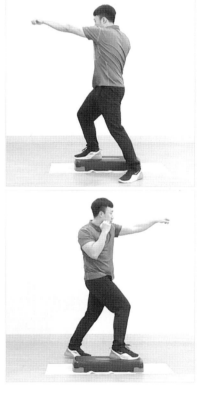

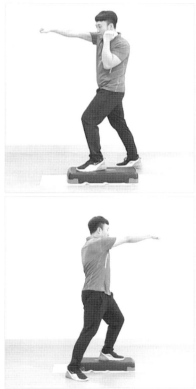

스텝박스 킥복싱 응용 스텝 안무

Run

안무: 주종민

파트	박자	스텝박스 동작
음악	32	사이드점핑 니킥 스텝
	32	사이드점핑 잽-잽-원투-엘보컷엘보컷 스텝
	32	사이드점핑 더블킥 스텝
	32	사이트점핑 더블 로우킥 스텝
	32	사이드턴 로우킥
	32	사이드턴 엘보치기
	32	4방향 로우킥(원투)

QR코드 스캔

음악에 맞추어
스텝박스 동작을
익혀 보세요

4. 킥복싱 스텝박스 콤비네이션 1모둠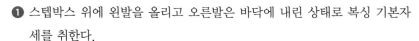

가. 잽 라이트엘보컷 잽 오른쪽로우킥 니킥 미들킥

❶ 스텝박스 위에 왼발을 올리고 오른발은 바닥에 내린 상태로 복싱 기본자세를 취한다.

❷ 오른발부터 스텝박스 위에 올리고 왼발은 스텝박스의 앞쪽 바닥에 내려놓으며 레프트 잽 동작을 한다.

❸ 스텝박스 위에 왼발을 올리고 오른발은 바닥에 내리며 라이트 엘보컷을 한다.

❹ 오른발부터 스텝박스 위에 올리고 왼발은 스텝박스의 앞쪽 바닥에 내려놓으며 잽 동작을 한다.

❺ 오른발 로우킥 동작을 한 후, 스텝박스 위에 오른발을 올린다.

❻ 스텝박스 위에 왼발을 올리고 오른발은 바닥에 내린다.

❼ 오른발을 스텝박스 위에 올린다.

❽ 왼발 니킥 동작을 한다.

❾ 왼발을 스텝박스 위에 내려놓는다.

❿ 오른발을 바닥에 내려놓는다.

⓫ 라이트 미들킥을 한다.

나. 잽 미들킥

❶ 스텝박스 위에 왼발을 올리고 오른발은 바닥에 내린 상태로 복싱 기본자세를 취한다.

❷ 오른발부터 스텝박스 위에 올리며 왼발은 스텝박스의 앞쪽 바닥에 내려놓는다.

❸ 레프트 잽 동작을 한다.

❹ 라이트 미들킥 동작을 한 후, 오른발을 스텝박스 위에 올린다.

❺ 스텝박스 위에 왼발을 올리고 오른발은 바닥에 내린다.

❻ 레프트 잽 동작을 한다.

❼ 라이트 미들킥 동작을 한 후, 오른발을 바닥에 내린다.

다. 원투 훅 미들킥

❶ 스텝박스 위에 왼발을 올리고 오른발은 바닥에 내린 상태로 복싱 기본자세를 취한다.

❷ 오른발부터 스텝박스 위에 올리고 왼발은 스텝박스의 앞쪽 바닥에 내려놓으며 레프트 잽 동작을 한다.

❸ 라이트스트레이트 동작을 한다.

❹ 레프트 훅 동작을 한다.

❺ 스텝박스 위에 왼발을 올리고 오른발은 바닥에 내린다.

❻ 라이트 로우킥을 한다.

[변형 동작] 원투 훅 오른쪽 로우킥 왼쪽 미들킥

킥복싱 스텝박스 콤비네이션 1모둠 안무

Back to the 80s by supercop

안무: 주종민

파트	박자	스텝박스 동작
음악	32	잽 라이트엘보컷 잽 오른쪽로우킥 니킥 미들킥
	32	잽 미들킥
	32	원투 훅 미들킥
	32	원투 훅 오른쪽로우킥 왼쪽미들킥

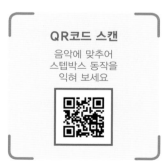

QR코드 스캔

음악에 맞추어
스텝박스 동작을
익혀 보세요

5. 킥복싱 스텝박스 콤비네이션 2모둠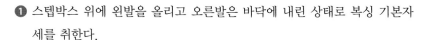

가. 원투원투 더킹 어퍼 훅 투 니킥4

❶ 스텝박스 위에 왼발을 올리고 오른발은 바닥에 내린 상태로 복싱 기본자세를 취한다.

❷ 오른쪽 무릎으로 니킥을 한 후, 오른발을 스텝박스의 앞쪽 바닥에 내려놓는다.

❸ 스텝박스 위에 오른발을 올리고 왼발은 바닥에 내린 상태로 킥복싱 기본자세를 취한다.

❹ 왼쪽 무릎으로 니킥을 한 후, 왼발을 스텝박스의 앞쪽 바닥에 내려놓는다.

❺ 스텝박스 위에 오른발을 올리고 왼발은 바닥에 내린 상태로 킥복싱 기본자세를 취한다.

나. 원투 엘보컷 니킥 뒤차기 니킥 앞차기

❶ 스텝박스 위에 왼발을 올리고 오른발은 바닥에 내린 상태로 복싱 기본자세를 취한다.

❷ 오른발부터 스텝박스 위에 올리고 왼발은 스텝박스의 앞쪽 바닥에 내려놓으며 원투 동작을 2박자에 한다.

❸ 스텝박스 위에 왼발을 올리고 오른발은 바닥에 내린 상태로 복싱 기본자세를 취한다.

❹ 엘보컷과 니킥 동작을 4박자에 한다.

❺ 왼발 뒤차기를 하고 왼발을 스텝박스 위에 올린다.

❻ 오른쪽 무릎으로 니킥을 한 후, 오른발을 스텝박스의 앞쪽 바닥에 내려놓는다.

❼ 스텝박스 위에 오른발을 올리고 왼발은 바닥에 내린 상태로 킥복싱 기본자세를 취한다.

❽ 왼발 앞차기를 한 후, 왼발을 바닥에 내려놓으며 킥복싱 기본자세를 취한다.

다. 원투 엘보하이 엘보컷 날아차기

❶ 스텝박스 위에 왼발을 올리고 오른발은 바닥에 내린 상태로 복싱 기본자세를 취한다.

❷ 오른발부터 스텝박스 위에 올리고 왼발은 스텝박스의 앞쪽 바닥에 내려놓으며 원투 동작을 2박자에 한다.

❸ 스텝박스 위에 왼발을 올리고 오른발은 바닥에 내린 상태로 복싱 기본자세를 취한다.

❹ 엘보하이와 엘보컷 동작을 2박자에 한다.

❺ 왼발을 차며 동시에 오른발을 날아서 앞차기를 한다.

킥복싱 스텝박스 콤비네이션 2모둠 안무

Rocky traing music

안무: 주종민

파트	박자	스텝박스 동작
음악	32	원투원투 더킹 어퍼 훅 투 니킥4
	32	원투 엘보컷 니킥 뒤차기 앞차기
	32	원투 엘보하이 엘보컷 날아차기
	32	원투원투 더킹 어퍼 훅 투 니킥4
	32	원투 엘보컷 니킥 뒤차기 앞차기
	32	원투 엘보하이 엘보컷 날아차기

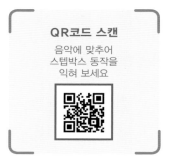

QR코드 스캔
음악에 맞추어
스텝박스 동작을
익혀 보세요

제10장
스텝박스 에어로빅

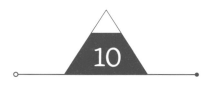

스텝박스 에어로빅

1. 에어로빅 운동의 효과

에어로빅 운동은 심폐 기능 향상과 체력 발달, 체중 조절, 몸의 균형을 바로잡아 주는 이점이 있다. 따라서 본 장에서는 에어로빅 동작과 스텝박스 동작을 결합한 스텝박스 에어로빅 운동 프로그램을 구성하여 소개하고자 한다.

2. 에어로빅 운동 프로그램 구성

가. 스텝박스 에어로빅 스텝 1모둠

1 제자리 걷기
기본스텝에서 가장 많이 사용되는 동작이다. 앞뒤로 팔을 흔들면서 양쪽 발은 바닥을 힘차게 디뎌 주고, 동작을 하는 중에 복부에 약간의 긴장을 유지한다.

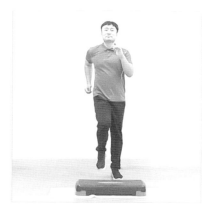 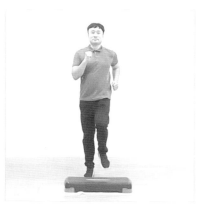

• 오른발부터 시작하고 양팔을 앞뒤로 번갈아 흔든다.

② 2박씩 얼터네이트스텝

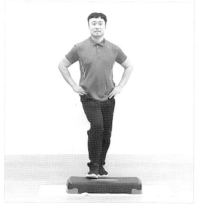 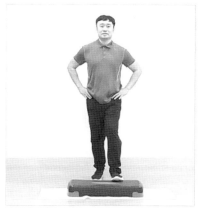

· 양발을 번갈아 가며 2박자씩 제자리에서 점프한다.

③ 사이드런지

스텝박스 위에 올라서서 시작한다. 오른발을 한쪽으로 내딛는데, 이때, 머리끝부터 발끝까지 사선이 되도록 한다.

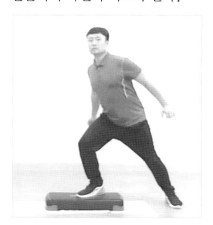

4 에어로빅 레그컬

오른발을 딛고 왼발을 엉덩이 뒤쪽으로 접어 올린다.

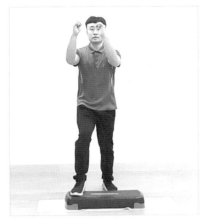

1 오른발을 스텝박스 위에 올린다.

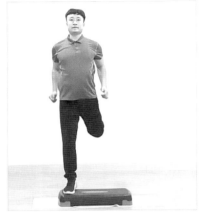

2 왼쪽 무릎을 엉덩이 뒤쪽으로 접어 올린다.

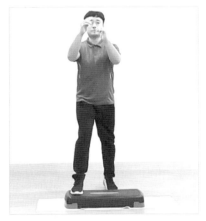

3 왼발을 바닥에 내린다.

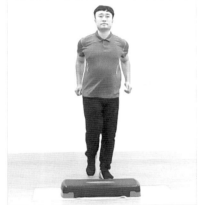

4 오른발 앞꿈치를 바닥에 포인트한다.

Tip 4

지지하는 다리로 무게중심이 과도하게 실려 상체가 사선으로 기울어지지 않도록 주의한다.

5 니업스텝

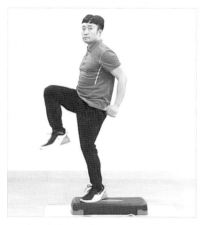 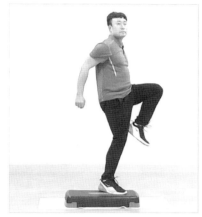

- 양쪽 다리를 번갈아 가며 무릎을 90도로 구부려서 허리위치까지 올린다.

Tip 5
발목에 힘을 빼고 동작을 하면 무릎을 높게 올리기 수월하다.

6 킥스텝

무릎을 펴고 허리 높이까지 찬다.

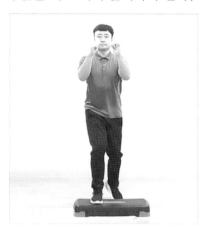 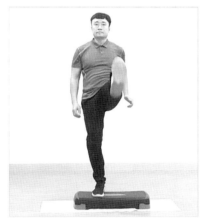

1 오른발을 스텝박스 위에 올린다.   2 왼발 킥을 한다.

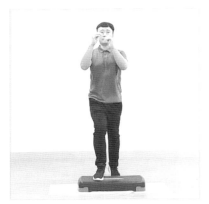
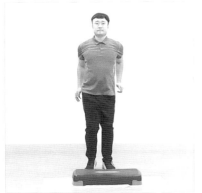

3 왼발을 바닥에 내린다.   4 오른발을 바닥에 내린다.

Tip 6

❶ 스텝박스에서 미끄러질 수 있으므로 허리 위치 이상으로 너무 높게 차지 않는다.

❷ 프런트, 사이드, 백스텝과 결합하여 응용 동작이 가능하다.

☑ 점핑잭

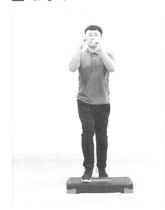
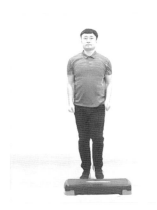
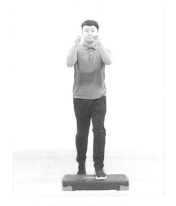

1 오른발을 스텝박스 위에 올린다.   2 왼발을 스텝박스 위에 올린다.   3 오른발을 바닥에 내린다.

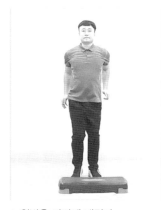
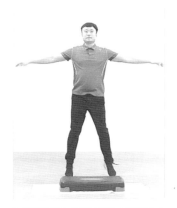

4 왼발을 바닥에 내린다.   5 점핑잭(팔 벌려 뛰기 동작)을 2
                                회 한다.

스텝박스 에어로빅 스텝 1모둠 안무

━━━━━━━━━━ 60's cardins ━━━━━━━━━━

안무: 주종민

파트	박자	스텝박스 동작	손동작
전주	16	제자리 걷기	손허리
	16	얼티네이트 2박씩	손허리
	16	사이드런지	손허리
	16	레그컬	양팔 흔들기
	16	니업스텝	양팔 흔들기
	16	킥스텝	양팔 흔들기
	16	점핑잭	양팔 흔들기, 팔 벌려 뛰기

이후 동작은 앞의 루틴을 반복하며 니업스텝에서 마무리한다.

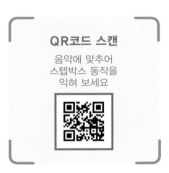

QR코드 스캔
음악에 맞추어
스텝박스 동작을
익혀 보세요

나. 스텝박스 에어로빅 스텝 2모둠

1 라이트 맘보 샤세

양팔을 수평으로 벌리며 오른쪽으로 투스텝 하며 이동한다. 반대쪽도 동일하게 동작을 한다.

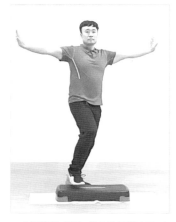

1 오른발을 왼쪽 대각선 방향으로 스텝박스 위를 디딘다.

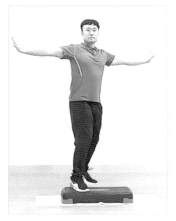

2 오른발을 점프해 주며 왼발을 바닥에 디딘다.

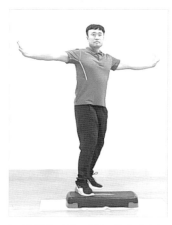

3 오른발을 다시 스텝박스 위에 디딘다.

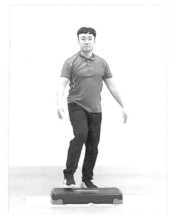

4 오른발을 바닥에 내린다.

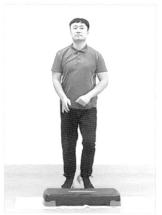

5 왼발을 바닥에 내리고 반대쪽 동작을 할 준비를 한다.

2 트레이닝믹스 기본스텝

발동작은 라이트기본스텝을 실시한다.

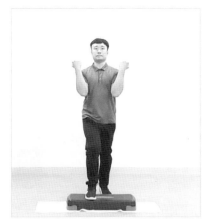

1 암컬

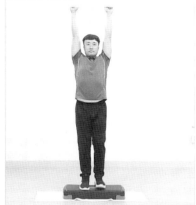

2 숄더프레스

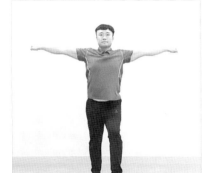

3 사이드레터럴

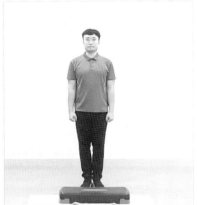

4 제자리

3 에어로빅 브이스텝

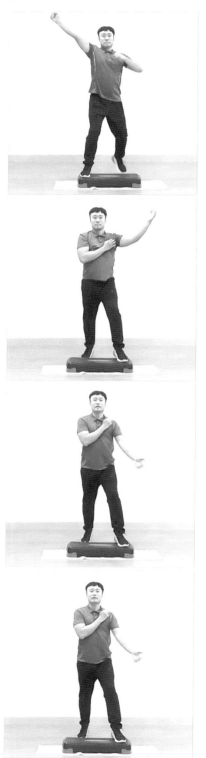
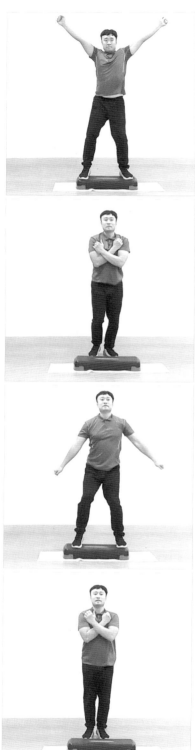

브이스텝 동작을 하며 한 팔씩 머리 위로 뻗어 브이를 만들었다가 한 팔씩 가슴 앞에 모은 후 다시 한 팔씩 아래로 상하 반전된 브이 모양으로 내린다.

[변형 동작]

두 팔씩 브이 모양을 만들었다가 모았다가 내린다.

4 에어로빅 에이스텝

에이스텝 동작을 하며 양팔을 가슴 앞에 모은 상태에서 시작하여 한 팔씩 아래쪽으로 뻗어 상하 반전된 브이 모양으로 내렸다가 한 팔씩 가슴 앞에 모은 후 다시 한 팔씩 머리 위로 뻗어 브이를 만든다.

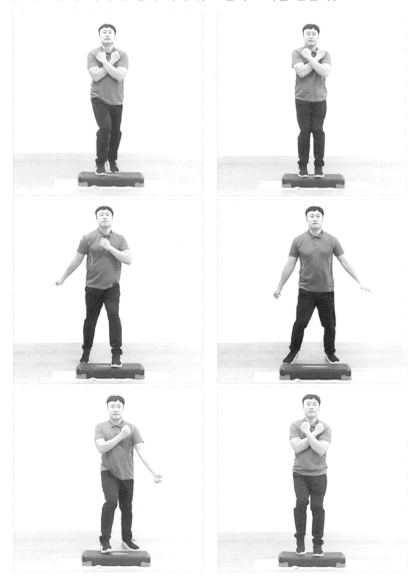

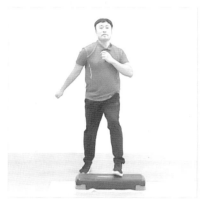 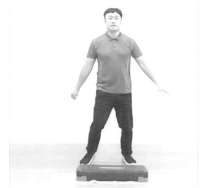

5 베이비맘보

여기에서 맘보란, 양팔을 아래에서 앞 위로 휘둘려 올려, 이에 따라 상체를 회전하는 동작을 말한다.

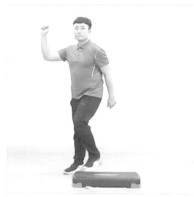

1 오른쪽으로 오른발 스텝을 한다.

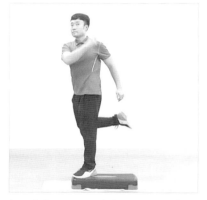

2 스텝박스 오른쪽 대각선 위에 왼발을 맘보한다.

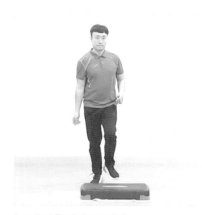

3 오른발을 바닥에 내린다.

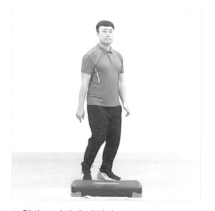

4 왼발도 바닥에 내린다.

스텝박스 에어로빅 스텝 2모둠 안무

goodtime

안무: 주종민

파트	박자	스텝박스 동작	손동작
전주	32	리듬타기	손허리
노래 1절	32	라이트 맘보 샤세	내미는 발 쪽 팔을 내려 스윙하고 손을 크로스했다가 양옆으로 뻗어 준다.
	32	트레이닝믹스기본스텝	암컬, 숄더프레스, 사이드레터럴 동작, 제자리 동작을 이어서 한다.
	32	브이스텝	양팔을 머리 위로 뻗어 브이를 만들었다가 한 팔씩 가슴에 모아 내린다.
	32	에이스텝	양팔을 아래쪽으로 뻗어 브이를 만들었다가 한 팔씩 가슴에 모아 올린다.
노래 2절	32	라이트 맘보 샤세	내미는 발 쪽 팔을 내려 스윙하고 손을 크로스했다가 양옆으로 뻗어 준다.
	32	트레이닝믹스기본스텝	암컬, 숄더프레스, 사이드레터럴 동작, 제자리 동작을 이어서 한다.
	32	브이스텝	양팔을 머리 위로 뻗어 브이를 만들었다가 한 팔씩 가슴에 모아 내린다.
	32	에이스텝	양팔을 아래쪽으로 뻗어 브이를 만들었다가 한 팔씩 가슴에 모아 올린다.
후주	16	점핑잭	기본스텝 동작과 팔 벌려 뛰기 동작을 이어서 한다.

QR코드 스캔
음악에 맞추어
스텝박스 동작을
익혀 보세요

다. 스텝박스 에어로빅 스텝 3모둠

1 투스텝

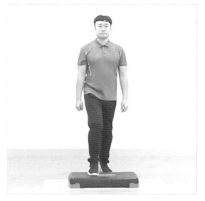

1 오른발을 스텝박스 위에 올린 상태로 준
  비 자세를 취한다.

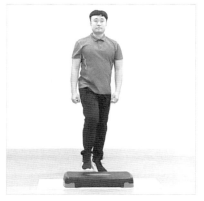

2 오른발을 점프하며 왼발을 제자리에서 디
  딘다.

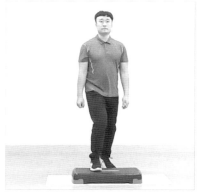

3 오른발을 제자리에서 디딘다.

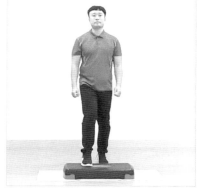

4 왼발을 제자리에서 디딘다.

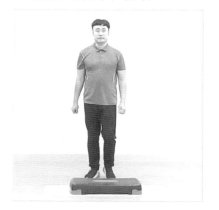

5 오른발을 바닥에 내린다.

  *투스텝은 얼티네이트 스텝과는 다른 스텝임(QR 링크 영상 참고)

2 브이스텝+사선 방향으로 니업 2회+제자리 걷기
제자리 걷기를 할 때에는 양팔을 힘차게 번갈아 흔든다.

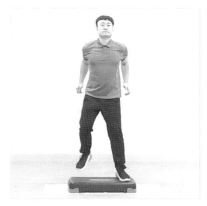

1 브이스텝

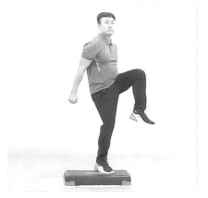

2 사선 방향 니업 2회

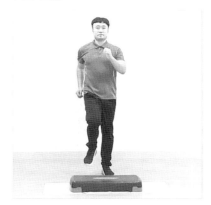

3 제자리 걷기

3 에어로빅 바인스텝
스텝박스의 왼쪽에 서서 시작한다. 발동작은 바인스텝과 마찬가지로 하고, 손동작은 하나에 손날을 만들어 팔을 가슴 앞에서 교차했다가 둘에 양옆으로 힘차게 뻗어 준다.

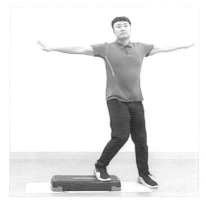 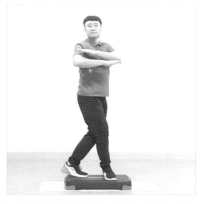

1 하나에 양팔을 벌리며 오른발을 스텝박스 위에 올린다.

2 둘에 양팔을 접으며 왼발을 오른발 뒤에 엇걸려 올린다.

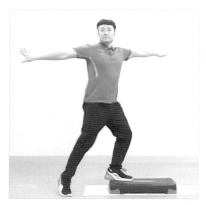 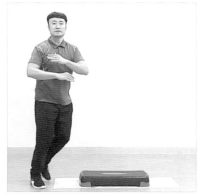

3 셋에 양팔을 벌리며 오른발을 바닥에 내린다.

4 넷에 양팔을 접으며 왼발 앞꿈치를 바닥에 포인트한다.

4 니업 힐터치 스텝

양팔은 수평으로 들어 올린다. 니업 동작은 양쪽니업스텝 동작을 한다.

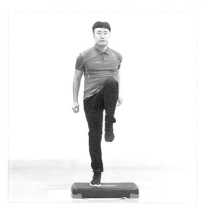

1 양발니업동작을 한다(4박자씩).

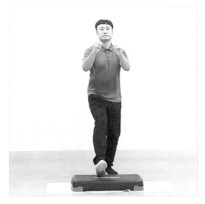 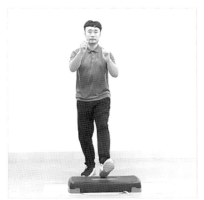

2 힐터치를 2회씩 한다(총 8박자).

5 팔 브이 베이직스텝

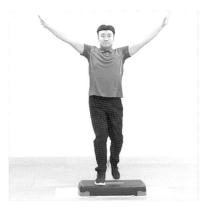 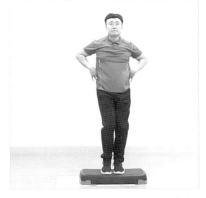

1 양팔을 머리 위로 브이자로 뻗으며 스텝
박스 위에 오른발을 올린다.

2 두 손을 허리 뒤쪽에 갖다 대며 스텝박스
위에 왼발을 올린다.

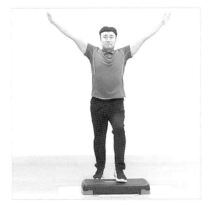 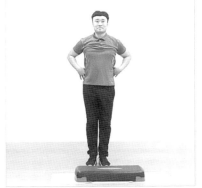

3 양팔을 머리 위로 브이자로 뻗으며 오른
발을 바닥에 내려놓는다.

4 왼발을 바닥에 내려놓는다.

스텝박스 에어로빅 스텝 3모둠 안무

Back to the 80s by supercop

안무: 주종민

파트	박자	스텝박스 동작	손동작
전주	32	리듬타기	손허리
음악	32	투스텝	
	32	브이스텝+ 사선 방향으로 니업을 2회 실시+제자리걷기 8박자	4회 실시
	32	바인스텝	양팔을 가슴 쪽으로 접었다가 양쪽으로 펴주기
	이후 앞의 동작(투스텝~바인스텝)을 계속 반복		

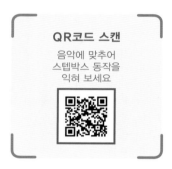

QR코드 스캔

음악에 맞추어
스텝박스 동작을
익혀 보세요

스텝박스 에어로빅 복합스텝 4모둠

트위스트 킹

안무: 주종민

파트	박자	스텝박스 동작	손동작	비고
전주	16	리듬 타기	손허리	
	32	니업 트위스트	양팔 번갈아 흔들기	이 부분을 편의상 A동작이라 함
	4	라이트기본스텝	양팔 흔들기	
노래 1	16	기본스텝 왼쪽으로 180도 돌아서 되돌아오기	하늘로 두 손을 찌르기	이 부분을 편의상 B동작이라 함
	16	180도 왼쪽으로 회전하여 제자리로 돌아온 후 양발스텝	하늘로 두 손을 찌르기	
	16	기본스텝 왼쪽으로 180도 돌아서 되돌아오기	손허리	
	16	180도 왼쪽으로 회전하여 제자리로 돌아온 후 양발스텝	손허리	
간주	12	라이트브이스텝	양팔 흔들기	
	4	스텝박스 복싱 기본자세 준비	복싱 준비 자세	
노래 2	8	잽 베이직스텝	잽	
	8	원투 베이직스텝	원투	
	8	훅베이직스텝	양팔 흔들기	
	8	훅훅베이직스텝	양팔 흔들기	
	16	엑스어퍼스텝	양팔 흔들기	
	16	가로세로스텝(왼쪽, 오른쪽) 후, 스텝박스 왼쪽 사이드에 착지하기	양팔 흔들기	
노래 2	16	양발 니업 이동스텝	양팔 흔들기	이 부분을 편의상 C동작이라 함
	8	투탭스텝	손허리	
	8	사이드턴스텝	손허리	
	64	B동작		

간주 2	12	2방향 한 발 업스텝 점프	손허리→브이	
	4	브이스텝		
	32	A동작		
	8	라이트브이스텝		
노래 3	16	4방향 백런지	한 팔씩 들기	
	12	3방향 레그컬	반대팔 머리 뒤로 구부리기	
	4	제자리 걷기	양팔 번갈아 흔들기	
	32	니업 킥 레그컬	위·옆 발터치	
	32	C동작		
	64	B동작		
노래 4	16	라이트브이스텝	양팔 흔들기	
	16	라이트브이스텝	위로 박수	
	16	라이트브이스텝	아래로 박수	
	16	라이트브이스텝	양팔 흔들기	
노래 5	8	세미턴스텝	양팔 흔들기	
	4	라이트기본스텝	양팔 흔들기	
	4	오른쪽 발을 스텝박스에 올린 채로 팔을 흔들기	마무리 후, 3초간 정지	

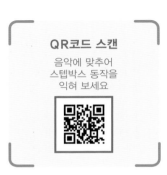

QR코드 스캔

음악에 맞추어
스텝박스 동작을
익혀 보세요

제11장
스텝박스 동작을
활용한 놀이 방법

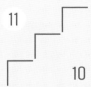

11

스텝박스를 활용한 다양한 놀이 방법

스텝박스 운동은 그 자체로도 굉장히 재미있는 운동이지만 다양한 놀이와 결합하면 더욱 재미있는 운동이 될 수 있다. 이에 기존에 있는 다양한 놀이들과 스텝박스 동작들을 결합하여 새로운 놀이 방법들을 개발해 보았다. 이번 장에서는 스텝박스 동작을 활용한 다양한 놀이들을 소개하고자 한다.

1. 스텝박스 시장에 가면 놀이

'시장에 가면 놀이'란, 한 사람씩 돌아가며 박자에 맞추어 시장에 가면 볼 수 있는 것을 말하는 놀이를 말한다. 자기 차례가 되면 앞에서 친구들이 말한 것을 기억해서 순서대로 빠뜨리지 않고 말한다.

❶ 순서를 정하여 스텝박스 앞에 선다.

❷ 각자 자기만의 8박자 스텝을 생각하여 연습한다.

❸ 순서를 정한다.

❹ 경기가 시작하면 1번 주자부터 차례대로 자신이 생각한 스텝을 16박자 실시한다.

❺ 2번 주자는 1번 주자의 스텝과 자신이 생각한 스텝을 16박자씩 실시한다.

❻ 3번 주자는 1번 주자의 스텝, 2번 주자의 스텝을 실시한 후, 자신이 생각해 낸 스텝을 하는 방식으로 경기를 계속 진행한다.

❼ 만약, 중간에 스텝을 기억하지 못한 사람은 술래가 되고, 그 사람이 1번 주자가 되어 게임을 다시 시작한다.

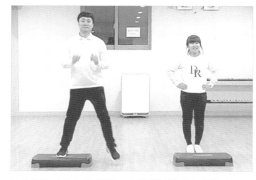

1 1번 주자가 스텝 원하는 스텝 동작을 8박자 한다.

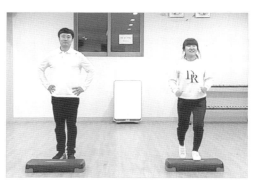

2 2번 주자는 1번 주자의 스텝 동작을 8박자 한 후, 자신이 원하는 스텝 동작을 8박자 한다.

2. 스텝박스 기본스텝 릴레이 게임

❶ 2팀으로 나눈다(2팀 이상이어도 무방하다).

❷ 팀별로 주자의 순서를 정한다.

❸ 심판이 기본스텝 중 1가지 스텝을 정해 준다.

❹ 주자들은 휘슬 소리에 맞추어 정해진 스텝을 16박자씩 빠르게 수행한 후, 팀별로 각 주자가 스텝을 마칠 때마다 다음 주자가 스텝을 시작하여 빨리 마치는 팀이 승리하는 놀이이다.

3. 스텝박스 패스더볼 게임

❶ 큰 탱탱볼을 1개 준비한다.

❷ 무작위로 서서 스텝박스 앞에 서서 준비한다.

❸ 술래가 원하는 기본스텝 이름을 외치며 공을 던지면 공을 받은 사람은 그 스텝을 수행한다. 만약 공이 땅에 떨어지면 가까이 있는 사람이 공을 주워 스텝을 수행한다.

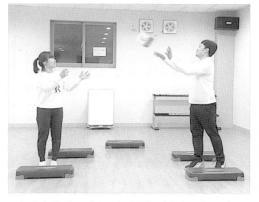 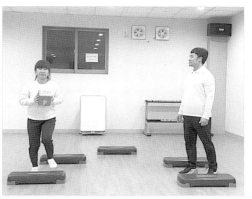

1 술래가 원하는 기본스텝 이름을 외치며 공을 던진다.   2 공을 받은 사람은 스텝을 수행한다.

*이때 경기가 너무 과열되어 공을 받으려다가 서로 충돌해서 다치는 일이 없도록 안전사고에 유의한다.

4. 스텝박스 수건돌리기1

❶ 스텝박스를 참가하는 사람 수보다 1개 적게 놓고 둥글게 놓은 후, 앞에 선다.

❷ 수건돌리기 음악에 맞추어 스텝박스 주변을 맴돌다가 음악이 멈추면 근처에 있는 스텝박스를 이용하여 기본스텝 동작을 8박자에 맞추어 한다.

❸ 자리를 차지하지 못한 사람은 술래가 되며 스텝박스를 한 개 자리에서 제거한다.

❹ 술래는 가운데 서서 심판의 역할을 수행한다.

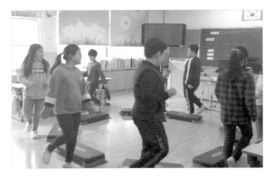

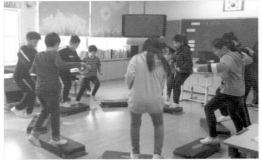

1 참가자들은 둥글게 원을 그리며 음악에 맞추어 천천히 이동한다.

2 음악이 멈추면 기본스텝 동작을 8박자에 맞추어 한다.

Tip 1

❶ 누가 먼저 자리를 차지했는지 애매할 때에는 두 사람이 가위바위보를 하여 정한다.

❷ 제거하는 스텝박스를 탈락 선물이라고 해 주면 분위기가 좋아진다.

❸ 심판이 많을수록 경기 진행이 수월하다.

5. 스텝박스 수건돌리기2

❶ 술래와 기본스텝을 1개 정하고, 스텝박스를 참가자들이 만든 원 안에 1개, 원 밖으로 사람 수만큼 놓는다.

❷ 참가자들은 둥글게 원을 그리며 수건돌리기 음악에 맞추어 천천히 이동한다.

❸ 술래가 한 사람을 터치하고 터치당한 사람은 원 안에 재빨리 들어가 정해진 스텝 동작을 16박자에 맞추어 한다. 이때, 술래였던 사람은 밖에 원 모양으로 놓여 있던 스텝박스 중 1개를 골라 그 스텝박스를 이용하여 정해진 스텝을 수행한다.

❹ 스텝을 나중에 마치는 사람이 술래가 되고 게임을 계속 이어 간다.

6. 스텝박스 얼음땡 놀이

❶ 스텝박스를 무작위로 놓고, 참여하는 사람 수보다 스텝박스를 한 개 적게 놓는다.

❷ 일반 얼음땡 놀이와 룰은 같다. 단, '얼음'을 외치는 대신 스텝박스 위에서 기본스텝 동작을 하고 있으면 술래가 터치하지 못한다.

❸ 술래에게 터치당한 사람이 술래가 되며, 술래가 되었을 때 큰 소리로 '술래!'를 외치고 게임을 계속한다.

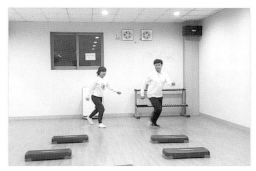

1 참가자는 술래에게 잡히지 않도록 도망 다닌다.

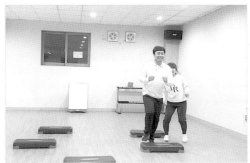

2 스텝박스 위에서 기본스텝 동작을 하고 있으면 술래가 터치하지 못한다.

7. 스텝박스 이어달리기 놀이

❶ 팀을 나누고 수행할 스텝을 정한다.

❷ 한 팀당 스텝박스를 5개씩 세로로 길게 놓는다.

❸ 출발 신호에 따라 주자는 각 스텝박스당 정해진 스텝을 실시한 후 처음 위치로 달려서 돌아와 다음 주자와 바통 터치를 한다.

❹ 먼저 주자들이 모두 다 들어온 팀이 승리한다.

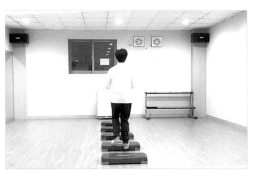

1 1번 주자가 각 스텝박스당 심판이 정해 준 기본 스텝을 16박자씩 하며 끝까지 이동한다.

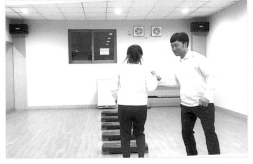

2 처음 위치로 돌아와서 다음 주자와 바통 터치한다.

8. 스텝박스 '날 따라 해 봐요' 놀이

❶ 팀을 나누고 한 팀 당 스텝박스를 5개씩 세로로 길게 놓는다.

❷ 5번째에 놓인 스텝박스 앞에(자기 팀 주자들과 마주 보고) 각 팀의 마지막 주자가 선다.

❸ 마지막 주자는 5번째에 놓인 스텝박스에서 원하는 스텝을 하고, 1번 주자가 첫 번째 스텝박스에서 동작을 따라 한다.

❹ 마지막 주자는 스텝박스에서 다른 원하는 스텝을 시연하고, 1번 주자가 두 번째 스텝박스에서 동작을 따라 한다.

❺ 4번째 스텝박스까지 동작을 다 수행하면 1번 주자가 5번째 스텝박스 앞에 서서 2번 주자에게 스텝 시범을 보일 준비를 하고, 마지막 주자는 자기 팀 준비라인에 들어가 자신의 차례를 기다린다.

❻ 1번 주자는 원하는 스텝을 시연하고 2번 스텝을 따라 한다.

❼ 이런 방식으로 경기를 계속 진행한다.

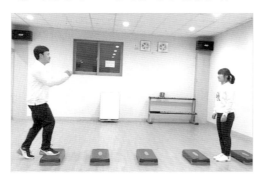
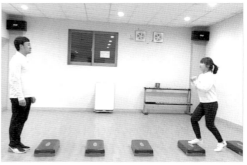

1 마지막 주자가 5번째 놓인 스텝박스에서 원하는 스텝을 한다.

2 1번 주자가 첫 번째 스텝박스에서 동작을 따라 한다.

9. 미션! 스텝박스

지도자가 제시하는 단계별 스텝박스 동작들을 16박자씩 모두 수행한 후, 마지막에 고깔을 빨리 가져오는 팀이 승리하는 게임이다.

*미션 예시: 라이트기본스텝-레프트브이스텝-양발스텝-세미턴스텝

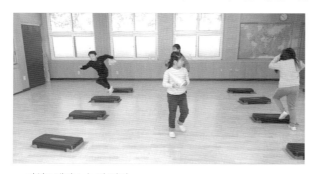

• 미션스텝박스 놀이 장면

10. 스텝박스 디비딥 놀이

디비딥 놀이는 일반적으로 많이 알려진 '묵찌빠' 놀이의 동작을 손동작 대신 몸동작으로 표현하는 놀이이며, 룰은 같다.

❶ 술래 1명과 나머지 참가자들로 팀을 나눈다.

❷ 게임 구령은 '디비디비딥'으로 5박자에 한다. '디비디비' 구령을 할 때 스텝박스를 4박자에 올라갔다 내려온다.

❸ 마지막 1박에 오른발이나 왼발 중 편한 발 하나를 스텝박스 위에 올려놓으며 디비딥 3가지 자세 중 원하는 한 가지 자세를 취한다.

❹ 술래의 디비딥 동작과 일치하는 동작을 한 사람들은 탈락하고, 남은 사람들은 다시 술래와 디비딥 동작을 겨루어서 끝까지 남게 되는 사람이 이기는 놀이이다.

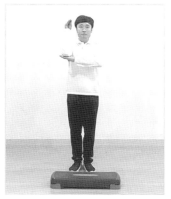 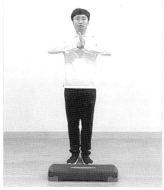 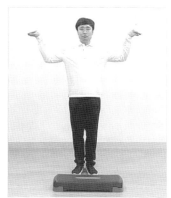

· 가위 동작   · 바위 동작   · 보 동작

디비딥의 동작

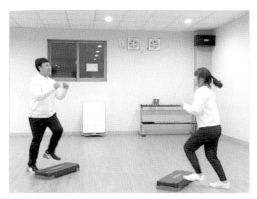 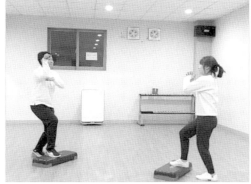

1 4박자에 스텝박스를 올라갔다가 내려온다.   2 디비딥 동작 3가지 중 원하는 동작을 한다.

11. 스텝박스 icecream 100가지 게임

❶ 돌아가면서 스텝박스를 활용하여 4의 배수(4의 배수 번 스텝 동작하는 것이면 아무 횟수나 허용됨)로 스텝 동작을 한다.

❷ 각 주자가 수행한 스텝의 횟수를 누적하여 100번째 박을 스텝 동작하는 사람이 지는 게임이다.

12. 스텝박스 세 글자 게임

❶ 스텝박스를 원 모양으로 둘러선다.

❷ 스텝박스 기본스텝을 하면서 세 글자로 된 낱말을 이야기한다.

❸ 다음 순서의 사람은 기본스텝을 한 후, 세 글자 낱말을 이야기한다. 이때, 앞의 사람이 이야기한 낱말과 문맥에 맞는 낱말을 이야기해야 한다.

❹ 이와 같은 순서로 진행하다가 세 글자를 말하지 못하면 그 사람은 스텝박스 위에 앉는다.

❺ 세 글자를 말하지 못해서 놀이가 중단되면 처음에 시작했던 사람부터 다시 시작한다.

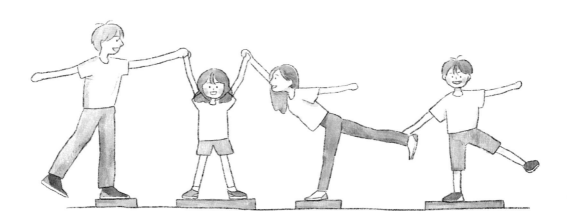

맺음말

최근 코로나19의 확산으로 여럿이 함께하는 대면 운동 종목 활동이 점점 어려워지고 있으며, 혼자서 간편하게 할 수 있는 운동 종목을 찾는 사람들이 점점 늘어나고 있습니다. 다양한 방식들을 통해 여러 운동 종목들이 소개되고 있지만, 비대면 개인 운동에 적합한 스텝박스 운동 방법을 체계적으로 정리해 놓은 도서가 없어서 아쉬운 마음이 들어 이 책을 집필하게 되었습니다.

스텝박스 운동은 다른 운동들과는 다르게 복잡한 운동 기능을 필요로 하지 않아 누구나 쉽고 즐겁게 참여가 가능한 운동입니다. 예를 들어, 줄넘기의 경우 손과 발의 협응이 잘 안 되어 줄이 넘어가는 기능이 되지 않으면 운동에 잘 참여하기가 어려운 반면에 스텝박스 운동의 경우, 단순히 스텝박스를 오르내리는 동작만 할 수 있으면 남녀노소 누구나 쉽게 참여가 가능한 운동입니다.

그리고 운동 강도를 쉽게 조절할 수 있어 다양한 운동 수준의 사람들이 운동에 참여할 수 있습니다. 스텝 동작이나 맨몸 운동 동작의 횟수나 박자를 조절하거나 스텝박스의 높이에 변화를 주는 등 본인 수준에 맞는 운동 강도 조절이 쉽습니다. 그리고 계단을 오르내리는 동작은 저강도로 운동을 하여도 큰 효과를 볼 수 있어 운동에 대한 부담감도 줄일 수 있습니다.

또한 스텝박스 운동은 자신만의 정해진 공간 안에서 주로 활동이 이루어지므로 코로나19와 같은 감염병 예방을 위한 사회적 거리 두기에도 부합하는 종목입니다.

하지만 주변을 살펴보면 스텝박스 운동의 인지도가 거의 없다시피 한 것이 아쉬운 생각이 듭니다. 스텝박스를 활용한 개인 운동이나 수업이 이루어지더라도 다양한 운동 방법이 가능함에도 불구하고 고강도의 단순한 동작들을 반복함으로써 흥미를 잃게 되는 모습도 보았습니다.

이렇게 개별 활동으로 남녀노소 누구나 가정에서 쉽게 따라 할 수 있고 다양하게 동작의 응용이 가능하며 운동 기구의 가격 면에서도 부담이 적은 스텝박스를 활용한 운동이 널리 보급되기를 바라며 이 책을 마칩니다.